编委会

主　编：尹　曦　牛筱婷

副主编：丘衍军　周小姣　陈楚玲

编　委（按姓氏音序排列）：

　　　　曹丽娜　陈　燕　冯　雷　黄秋丹

　　　　梁结萍　王晓利　杨　蕾

实用眼耳鼻喉护理技术

尹　曦　牛筱婷　主编

Practical Techniques in Eye, Ear, Nose, and Throat Nursing

暨南大学出版社
JINAN UNIVERSITY PRESS

中国·广州

图书在版编目（CIP）数据

实用眼耳鼻喉护理技术 / 尹曦，牛筱婷主编.

广州 ： 暨南大学出版社，2024.12.

ISBN 978-7-5668-4087-5

Ⅰ．R473

中国国家版本馆 CIP 数据核字第 202414ZR84 号

实用眼耳鼻喉护理技术

SHIYONG YAN ER BI HOU HULI JISHU

主 编：尹 曦 牛筱婷

···

出 版 人：阳 翼
策划编辑：杜小陆
责任编辑：康 蕊
责任校对：刘舜怡 黄子聪
责任印制：周一丹 郑玉婷

出版发行：暨南大学出版社（511434）
电 话：总编室（8620）31105261
　　　　营销部（8620）37331682 37331689
传 真：（8620）31105289（办公室） 37331684（营销部）
网 址：http：//www.jnupress.com
排 版：广州良弓广告有限公司
印 厂：广州市友盛彩印有限公司
开 本：787mm×1092mm 1/16
印 张：8.5
字 数：150 千
版 次：2024 年 12 月第 1 版
印 次：2024 年 12 月第 1 次
定 价：49.80 元

序　言

  眼耳鼻喉疾病涉及人体的重要感觉系统，病种复杂，临床表现多样。在诸多护理专业中，眼耳鼻喉护理具有专科性强、操作种类多且精细等特点。尽管相关诊疗手段日新月异，但各类眼耳鼻喉护理技术仍是常用的临床治疗方法。随着护理理念和护理模式的不断发展，护理技术也不是一成不变的，而需定期修订、更新，与时俱进。这要求临床护士不仅具备扎实的专业知识，更需具备循证的护理思维和方法，以应对日益复杂多变的临床需求。

  《实用眼耳鼻喉护理技术》是一本专注于眼耳鼻喉护理领域的专业书籍，编写团队来自"双一流"医科大学的专业临床教师，旨在为读者提供全面、实用、系统的眼耳鼻喉护理技术的理论知识和操作指导。本书内容涵盖面广，从眼耳鼻喉护理操作技术所涉及的应用解剖和生理，到各项操作的概述和系统指引，翔实清晰。其中每项专科护理操作项目均是在编写团队查阅了最新文献、专家共识和临床指南的基础上制定，每一小节的概述部分均列出了护理目标，强调护士须具备良好的沟通能力和人文关怀精神。而标准操作程序和考核评分标准则以图表的形式呈现，指导性、实用性强。

  本书适用于一线护理工作者和学生、教师，特别是眼耳鼻喉科及护理专业的学生、临床护理人员。无论是初学者还是有一定经验的医护人员，都能从本书中获得实用的知识和技能，希望本书能成为广大眼科、耳鼻喉科护理同人的得力助手。

  在编写的过程中，我们得到了众多眼科、耳鼻喉科医疗和护理专家的支持和帮助，他们为我们提供了宝贵的专业意见。由于编者水平有限，加之文献资料具有时效性，本书内容难免存在不足之处，恳请广大读者给予指正。

编　者

2024 年 12 月 1 日

目　录

第一章 眼耳鼻喉的应用解剖和生理

第一节 眼的应用解剖和生理

眼是视觉器官，由眼球及其附属器组成。它有两个主要的生理功能，即屈光传导和感光成像。眼的屈光系统包括角膜、房水、晶状体和玻璃体。感光系统是指视网膜，将物象转化为视觉信号通过视神经传入大脑形成视觉。眼部护理操作的范围覆盖眼睑、眼附属器和整个眼表，由于解剖结构精细、操作难度较高，要求操作者熟练掌握眼部解剖及其相关的生理知识。

一、眼球壁

眼球位于眼眶前部，近似球形，由眼球壁和眼球内容物组成。它借助眶筋膜、韧带与眶壁相连，周围有眶脂肪垫衬，前方有眼睑保护，后方受眶骨壁保护且与视神经相连。眼球向正前方平视时，一般突出于外侧眶缘 12 ~ 14 mm。在眼球壁结构中，与护理操作密切相关的部位主要包括角膜和巩膜。

（一）角膜

角膜是位于眼球前部中央的圆形透明组织，为眼球外壁的一部分，横径为 11.5 ~ 12 mm，垂直径为 10.5 ~ 11 mm。中央部角膜厚度约 0.5 mm，周边部较中央部厚，厚度约 1 mm。角膜与巩膜呈 360°相连，其交界区被称为角巩膜缘，是多数内眼手术的解剖标志。此外，角巩膜缘较薄，是眼球钝挫伤时眼球破裂的常见部位。

角膜由前向后分为5层：

（1）角膜上皮层。由5~6层上皮细胞组成，其损伤后可由角膜缘干细胞快速分化修复，不留瘢痕。

（2）前弹力层。为一层均质无细胞成分的胶原纤维膜，损伤后不可再生。

（3）基质层。约占角膜厚度的90%，由近200层排列规则的胶原纤维束薄板组成，其间有角膜细胞和少数游走细胞，损伤后不能再生，而是由不透明的纤维结缔组织代替，形成角膜瘢痕。

（4）后弹力层。为较坚韧的透明均质膜，损伤后可再生。

（5）角膜内皮层。由单层六角形扁平细胞紧密排列而成，具有屏障功能，损伤后不可再生。

角膜是眼球最主要的屈光间质，占眼球总屈光力的3/4。其营养主要由角膜缘血管网和房水供给，其内无血管，但三叉神经末梢十分丰富且无髓鞘，因而感觉敏锐。由于角膜的敏感性，多数眼表操作均需在表面麻醉下进行，目的为降低角膜及眼表组织的敏感度，减轻局部疼痛，增加患者的配合度，这有利于操作的精准实施。

在执行眼部操作时，应保持良好的照明和环境安全，操作者动作轻柔，注意对角膜上皮层的保护。当异物嵌顿于角膜时，应在裂隙灯下观察异物的大小和深度，不可盲目进行异物剔除，以免造成角膜组织的进一步损伤，形成瘢痕。

（二）巩膜

质地坚韧，呈乳白色，前接角膜，后部视神经纤维束穿出眼球处呈网眼状，称巩膜筛板。巩膜厚度不一，眼外肌附着处最薄，视神经周围最厚，其周围被眼球筋膜包裹，前方由球结膜覆盖，角巩膜缘为角膜、巩膜和结膜的结合处。

二、眼表

眼表是对眼球表面结构的统称，从解剖结构上是指起始于上下睑缘的覆盖于眼球表面的全部黏膜组织，包括角膜上皮、睑结膜、球结膜和穹窿部结膜。任何眼部护理操作都需要兼顾眼表结构和功能的完整性，以防出现严重干眼等并发症。

（一）结膜

连续眼睑和眼球的一层透明的薄层黏膜，紧贴于眼睑后面和眼球巩膜前表面。按解剖部位不同分为睑结膜、球结膜和穹窿结膜，这三部分结膜形成一个以睑裂为开口的囊状间隙，称结膜囊。

（1）睑结膜。位于眼睑后表面与睑板紧密黏合，不能被推动，正常情况下可见小血管走行和透见部分睑板腺管。上睑结膜距睑缘后唇约 2 mm处，有一上睑下沟，其与睑缘平行，较易存留异物。

（2）球结膜。覆盖于眼球前部巩膜表面，止于角膜缘，是结膜最薄、最透明的部分，可被推动。球结膜与巩膜间有眼球筋膜疏松相连，球结膜下注射即是将药物注入二者之间的组织间隙，达到通过精准给药提高药物在眼内利用度的目的。

（3）穹窿结膜。睑结膜与球结膜连接部的疏松结膜结构，环形且多皱褶，便于眼球活动。

结膜的感觉受三叉神经支配，当有异物进入结膜囊或接触结膜表面时均会引起明显的异物感。此外，结膜的血管网丰富，其血管主要来自睑动脉弓及睫状前动脉。睑动脉弓穿过睑板分布于睑结膜、穹窿结膜和距角巩膜缘 4 mm 以外的球结膜，充血时称结膜充血。睫状前动脉在角巩膜缘 3 ~ 5 mm 处分出细小的巩膜上支，组成角膜缘周围血管网，并分布于球结膜，充血时称睫状充血。由于结膜的上述生理特点，在结膜部进行异物剔除、拆线等操作时，应使用表面麻醉剂充分降低其敏感度，同时还应注意对血管的保护，以免结膜血管破裂造成结膜下出血。

（二）泪膜

泪膜是在瞬目动作的作用下泪液涂布于眼球的表面形成的一层液膜，厚度 7~10 μm，从外向内分为脂质层、水液层和黏蛋白层三层，三层之间无清晰的界线。脂质层由睑板腺分泌，主要生理作用为抑制泪液蒸发，稳定和保持泪膜的厚度；水液层为泪膜的主体，发挥保持角膜、结膜湿润和向角膜输送水溶性营养的作用；黏蛋白层主要由结膜杯状细胞分泌，可紧密贴着于角膜上皮表面，有助于保持角膜湿润。

稳定的泪膜结构是维持眼表上皮正常生理功能的重要基础，结膜囊滴用人工泪液、睑缘清洁、睑板腺按摩、强脉冲激光等操作技术均有助于眼表功能的改善。

三、眼附属器

眼附属器包括泪器、眼睑、结膜、眼外肌和眼眶，在眼球运动、保护眼表功能、维持眼外观的对称性和完整性等方面具有重要作用。多项眼科护理技术均是在结膜、眼睑、泪道等部位进行，操作者需熟练掌握眼睑各层结构及其与结膜和泪道之间的解剖关系。

（一）眼睑

眼睑位于眼眶前部，是覆盖于眼球表面的皮肤组织。上睑和下睑的游离端称睑缘，上、下睑缘间的裂隙称睑裂，其外连结处称外眦，其内连结处称内眦。正常平视时，睑裂高度约 8 mm，上睑遮盖角膜上部 1~2 mm。内眦处有一变态的皮肤组织隆起，称泪阜。

睑缘宽约 2 mm，其皮肤面称为前唇，有 2~3 行排列整齐的睫毛。其结膜面称为后唇，紧贴眼球表面，其内有一行排列整齐的睑板腺导管开口。上、下睑缘的内眦端各有一乳头状突起，其上有一小孔称泪点。眼睑的主要功能是作为物理屏障保护眼球免受损伤和防止强光进入眼内，眼睑的瞬目动作可使泪液均匀分布在眼球表面，有助于保持角膜的正常状态。

眼睑自外向内分为5层：

（1）皮肤层。全身皮肤最薄的部位之一，易形成皱褶。

（2）皮下组织层。包括疏松结缔组织和少量脂肪。肾病或局部炎症时易发生水肿，外伤时易出现皮下积血。

（3）肌层。包括眼轮匝肌、提上睑肌。眼轮匝肌的肌纤维走行与睑裂平行呈环形，由面神经支配，起闭合眼睑作用。提上睑肌由动眼神经支配，有提起上睑的作用。其中部为 Miller 肌，属平滑肌纤维，受交感神经支配，有辅助上、下睑收缩，使睑裂开大的协同作用。

（4）睑板层。由致密结缔组织形成的呈半月状结构，两端借内、外眦韧带固定于眼眶内、外侧眶缘上。睑板内有若干与睑缘呈垂直方向排列的睑板腺，是全身最大的皮脂腺，开口于睑缘，分泌类脂质，参与泪膜的构成，对眼表面起润滑作用。

（5）结膜层。即睑结膜，是紧贴于眼睑后表面和眼球前部的一层透明黏膜。

在眼睑部进行手术操作或治疗时，应首要考虑眼睑眼轮匝肌纤维的环形走行和睑板腺垂直于睑缘分布的这一解剖特点，沿肌纤维或腺体走行作切口，以免损伤其周围组织，继而影响眼睑的外观和功能。

（二）泪道

泪液由泪腺分泌并排至结膜囊，在瞬目动作作用下涂布于眼球表面并汇集于泪湖，其分泌和排出是一个动态平衡的过程。泪道，即泪液的排出通道，由泪小点、泪小管、泪囊和鼻泪管四部分组成。泪液在泪小点和泪小管的虹吸作用下进入泪囊、鼻泪管到鼻腔，经鼻部黏膜吸收。

（1）泪小点。泪液引流的起始部位，位于上、下睑缘后唇，距内眦 6 ~ 6.5 mm 的乳头状突起上，直径为 0.2 ~ 0.3 mm 的小孔，贴附于眼球表面。

（2）泪小管。连接泪小点与泪囊的小管。从泪小点开始后的 1 ~ 2 mm 泪小管与睑缘垂直，然后呈一直角转为水平位，长约 8 mm。到达泪囊前，上、下泪小管多先汇合成泪总管，后进入泪囊中上部，亦有少部分直接连接泪囊。

（3）泪囊。位于内眦韧带后面、泪骨的泪囊窝内。其上方为盲端，下方与鼻泪管相连接，长约 10 mm，宽约 3 mm。

（4）鼻泪管。位于骨性鼻泪管内，与泪囊相接，向下后稍外走行，开口于下鼻道，全长约 18 mm，鼻泪管下端的开口处有一个半月形瓣膜，称 Hasner 瓣，有阀门作用。如出生后未开放可发生新生儿泪囊炎。

在执行泪道冲洗或泪道探通等操作时，操作者应明确操作适应证和禁忌证，熟练掌握泪道的解剖结构和走行，动作轻柔，遇到阻力时不可强行进针，以免损伤周围组织甚至导致假道形成。

第二节　耳的应用解剖和生理

耳部结构由外向内分为外耳、中耳和内耳，主要承担听觉和平衡两大生理功能。听觉功能是指声音刺激听觉系统所产生的感觉体验，声音的传导有空气传导和骨传导两种途径。空气传导是声波经外耳、中耳传递至内耳，骨传导是声波经颅骨直接传导至内耳。人体平衡的维持主要依赖于前庭系统、视觉系统和本体感觉系统的协同作用，其中前庭系统最为重要。外耳、中耳、内耳各结构协同作用，实现听觉功能与身体平衡调节。鉴于耳的内部结构的复杂性和精密性，操作者执行相关护理操作时，必须深入了解各解剖部位的特征及其生理功能，以确保操作的轻柔性，从而减少不良反应的发生。

一、外耳

外耳由耳郭和外耳道组成。外耳道不仅负责声音的传导，还对声波产生共振效应，并且具有保护耳部深层结构免受外界伤害的功能。

（一）耳郭

耳郭除耳垂由脂肪和结缔组织构成外，其余部分由弹性软骨组成，外附软骨膜和皮肤。耳郭的作用在于收集声波并将其传递至外耳道，同时其能够辨别声源的方向。在进行外耳道操作或乳突区域的定位时，操作者需注意耳郭的牵拉方向和力度，以避免过度牵拉引起患者的疼痛或其他不适感。

（二）外耳道

成人外耳道起始于耳甲腔底部，终止于鼓膜，其形态略呈 S 形弯曲，长度 2.5～3.5 cm。成人外 1/3 为软骨部，内 2/3 为骨部。外耳道异物常滞留在软骨部与骨部交界处的狭窄区域，即外耳道峡部。成人外耳道的方向从软骨部向内后上方延伸，至骨部则转向前下方，因此，在检查外耳道或鼓膜时，应将耳郭向后上方牵拉以形成直线；而小儿外耳道由于发育尚未完全，通常呈现弧形弯曲且较为狭窄，检查时需将耳郭向后下方牵引。通过适当的牵拉，可以扩大外耳道的可视范围，便于进行外耳道冲洗、耳内镜检查、手术备皮等操作。需要注意，在操作过程中必须注意保护外耳道壁和鼓膜，以防止损伤。

（三）外耳的血管、神经和淋巴

（1）外耳的血液供应主要来源于颞浅动脉、耳后动脉和上颌动脉，这些血管供应至鼓膜外层。

（2）外耳的神经主要由下颌神经的耳颞支和迷走神经的耳支支配，分别分布在外耳道的前壁和后壁。此外还有耳大神经、枕小神经、面神经、舌咽神经的分支分布。外耳道前壁受到刺激时，可能会引起反射性耳痛；后壁受到刺激时，则可能引起刺激性咳嗽。

（3）外耳的淋巴液引流至耳郭周围的淋巴结。

二、中耳

中耳由鼓室、咽鼓管、鼓窦和乳突四部分组成。其主要功能是传导声波至内耳，因此这一系统又被称为导音系。

（一）鼓室

鼓室为鼓膜和内耳外侧壁之间的空腔。向前经咽鼓管鼓口与鼻咽部相通，向后经鼓窦入口与鼓窦相通，鼓室内包含听骨、肌肉、韧带和神经。鼓室有前、后、内、外、上、下六个壁。其外壁主要是鼓膜，位于中耳鼓室与外耳道的交界处。声波通过外耳道振动鼓膜，进而传递至听骨链，最终到达内耳。鼓膜还具有阻挡外耳道异物和细菌进入鼓室的功能。由于鼓膜厚度仅为 0.1 mm，相对脆弱，因此在操作时需要特别小心谨慎，避免直接触碰鼓膜，以防引起耳痛、鼓膜充血、水肿或穿孔等不良后果。

（二）咽鼓管

咽鼓管是连接鼓室和鼻咽部的管道，成人的咽鼓管全长约 35 mm，外 1/3 为骨部，内 2/3 为软骨部。它起于鼓室前壁的鼓室口，止于鼻咽侧壁的咽鼓管咽口。咽鼓管具有四个主要生理功能：①维持中耳内外压力平衡；②引流作用；③隔音作用；④防止逆行感染，可一定程度上阻止鼻咽部的液体、异物及感染病灶等进入鼓室。因此，在进行鼻腔相关护理操作时，应指导患者适时张口，使咽鼓管开放，以保持压力平衡和防止液体逆流。

（三）鼓窦

鼓窦是上鼓室后上方的含气腔，是鼓室和乳突气房间的通道。鼓窦外壁为乳突皮层，相当于外耳道上三角，其骨面有许多小孔，称为筛区，是乳突手术凿开鼓窦的重要解剖标志，也是耳部手术中需要充分暴露的区域。

（四）乳突

乳突位于鼓室的后下方，内含多个大小不一的气房，各气房彼此相通，与鼓室之间的鼓窦相通。若乳突内出现不可逆的炎症病变，则可能需要进行手术治疗。

三、内耳

内耳，亦称迷路，位于颞骨岩部之中，外有骨迷路，内有膜迷路。根据解剖结构及其功能，内耳可分为前庭、半规管和耳蜗。内耳不仅具备听觉感知功能，还负责维持机体的平衡。因此，在对患者进行外耳道治疗时，宜采取适当的措施，如调节患者情绪、选择餐后进行治疗、使用适宜温度的冲洗液以及采用间歇性冲洗技术等，这能够有效预防眩晕和恶心呕吐的发生。

第三节　鼻的应用解剖和生理

鼻是嗅觉器官，由外鼻、鼻腔、鼻窦三部分构成。其生理功能涵盖呼吸、防护、温度与湿度调节、黏液纤毛清除机制、嗅觉感知、免疫反应、声音共鸣以及反射活动。鼻部结构的不规则性与复杂性，及其丰富的血管网，使得成人每日约有 12000 L 的空气流经此处，赋予了其独特的生理重要性。因此，操作者必须深入理解其解剖与功能特点，以期提升治疗效果并降低并发症的发生率。

一、外鼻

外鼻作为面部的中心结构，其支架由骨骼与软骨构成，并被软组织及皮肤所覆盖，形态呈现为三棱锥体状。由于鼻尖主要由软骨组成，在进行鼻腔检查、备皮或治疗过程中，操作者通过轻推鼻翼或使用鼻窥镜撑开，能够有效扩大鼻腔的视野，便于相关检查和操作。

二、鼻腔

鼻腔是一个顶窄底宽的狭长空腔，其前端起始于前鼻孔，后端终止于后鼻孔，并与鼻咽部相连通。鼻腔由鼻中隔分为左、右两侧，每一侧又进一步分为鼻前庭和固有鼻腔两个部分。

（一）鼻前庭

鼻前庭位于鼻腔的最前端，其表面被皮肤所覆盖，内含丰富的皮脂腺和汗腺，并生长有鼻毛。鼻内镜手术备皮范围便是要去除此处的鼻毛。在进行剪鼻毛、经鼻雾化吸入等经鼻治疗的操作时，要保持足够的亮度，视野暴露充分，动作轻柔，以防损伤鼻腔黏膜而引起出血或感染。

（二）固有鼻腔

鼻腔由内、外、顶、底四壁构成。①内壁：即鼻中隔，其前下部黏膜内血管丰富，称为利特尔区。此处黏膜较薄，血管表浅，黏膜与软骨膜相接紧密，血管破裂后不易收缩。由于位置靠前，易受外界刺激，是鼻出血最易发生的区域。②外壁：极不规则，有突出于鼻腔的三个骨质鼻甲，称上、中、下鼻甲。各鼻甲下方的空隙称为鼻道，即上、中、下鼻道。下鼻甲为鼻甲中最大者，肿大时易致鼻塞或影响咽鼓管的通气和引流。下鼻道的前上方有鼻泪管开口，鼻泪管是泪囊的下方延伸部分，长 5～6 mm。由于鼻黏膜与鼻泪管黏膜相延续，鼻腔炎症可向上蔓延至鼻泪管。通过泪道冲洗技术，可以判断鼻泪管是否堵塞及堵塞的位置，同时也能达到治疗的目的。③顶壁：嗅神经穿过该区域，进入颅前窝。在遭受外伤或进行手术时，此处易骨折致脑脊液鼻漏，成为感染进入颅内的途径。④底壁：即硬腭，与口腔相隔。

在进行鼻腔相关治疗时，操作者需耐心指导患者采取有效的配合方法，操作过程中，动作应轻柔，预防鼻腔黏膜的损伤，并避免液体直接冲击鼻中隔，防止局部压力过大而引起血管破裂，诱发鼻出血。

三、鼻窦

鼻窦是位于颅骨内、围绕鼻腔的含气空腔结构，左右共四对，分别为上颌窦、筛窦、额窦、蝶窦。临床上依照解剖位置及窦口所在位置，将鼻窦分为前、后两组。前组鼻窦包括上颌窦、前组筛窦和额窦，窦口均在中鼻道。后组鼻窦包括后组筛窦和蝶窦，前者窦口在上鼻道，后者窦口在蝶筛隐窝。鼻窦负压置换技术可通过调整体位而改变窦口的位置，利用负压吸引原理，实现对鼻腔和鼻窦分泌物的引流，以达到治疗目的。

（一）上颌窦

上颌窦位于上颌骨体内，为鼻窦中体积最大者。上颌窦穿刺术，具备诊断及治疗双重功能。然而，随着鼻内镜手术技术的推广，该操作在临床实践中的应用已有所减少。

（二）筛窦

筛窦位于鼻腔外上方及眼眶内壁之间的筛骨内，呈现为蜂窝状的小气室结构，因此亦被称为筛迷路。

（三）额窦

额窦位于额骨内部，前壁为额骨外板，后壁为额骨内板，与额叶硬脑膜相邻，有导静脉穿过此壁入硬脑膜下腔，故额窦感染可经此引起鼻源性颅内并发症。底壁为眶顶及前组筛窦之顶，其内侧相当于眶顶的内上角，骨质甚薄，急性额窦炎发作时该处区域常出现明显的压痛感。

（四）蝶窦

蝶窦位于蝶骨体内，紧邻后组筛窦的后、内和下方，其顶壁与颅前窝及颅中窝相隔，顶壁凹陷形成蝶鞍底部，因此可通过蝶窦进行垂体肿瘤摘除术。

鼻窦黏膜在生理功能上能够提升吸入鼻腔空气的温度和湿度，并增强声音的共鸣效果。当鼻窦黏膜发生炎症时，可能会演变为鼻窦炎。治疗策略建议规范使用糖皮质激素和鼻腔冲洗治疗，持续治疗三个月。若治疗效果不理想，可考虑进行鼻内镜手术治疗。在进行鼻腔冲洗和鼻窦负压置换等操作时，操作者需保持动作轻柔，避免抽吸时间过长、压力过大等，以防损伤患者鼻腔黏膜，引发头痛、耳痛或鼻出血等不良反应。

第四节　咽的应用解剖和生理

咽是呼吸道与消化道上端的共同通道，上起颅底，下达环状软骨平面下缘（约平齐第 6 颈椎食管入口平面），成人咽全长 12 ~ 14 cm。前方与鼻腔、口腔及喉腔相通，后方是颈椎，与椎前筋膜相连。咽以软腭平面、会厌上缘平面为界，自上而下，分为鼻咽、口咽、喉咽三部分。咽具有呼吸功能、吞咽功能、保护和防御功能、共鸣作用、调节中耳气压功能、扁桃体免疫功能。

一、咽的分部

（一）鼻咽部（上咽部）

鼻咽部位于鼻腔后方，颅底以下，软腭游离缘水平面以上。在咽口上方有一隆起结构称咽鼓管圆枕，圆枕后上方与咽后壁之间有一凹陷区称咽隐窝，是鼻咽癌的好发部位，其上距颅底破裂孔仅约 1 cm，故鼻咽恶性肿瘤常可循此进入颅内。

（二）口咽部（中咽部）

口咽部介于软腭游离缘平面至会厌上缘平面之间，该区域黏膜表面散布有淋巴滤泡。口咽部前方经咽峡与口腔相通，向下连通喉咽部。腭舌弓和腭咽弓之间的深窝称扁桃体窝，内有腭扁桃体。舌根上有舌扁桃体。

（三）喉咽部（下咽部）

喉咽部上接口咽，下接食管入口。起自会厌软骨上缘以下部分，终止于环状软骨下缘平面。在咽喉口两侧各存在一深窝，名为梨状窝，常为异物滞留的部位。

二、咽的淋巴组织

咽部黏膜下淋巴组织丰富，主要由咽扁桃体（腺样体）、咽鼓管扁桃体、腭扁桃体、咽侧索、咽后壁淋巴滤泡及舌扁桃体构成内淋巴环，内淋巴环又与颈部淋巴结互相联系交通，形成外淋巴环，内、外淋巴环共同构成咽淋巴环。咽部淋巴组织的淋巴液最终汇入颈深淋巴结。咽部的感染或肿瘤，可由内淋巴环扩散或转移至外淋巴环。

（一）腭扁桃体

俗称扁桃体，为一卵圆形淋巴组织，位于咽部两侧腭舌弓与腭咽弓间的扁桃体窝中，左右各一，为咽淋巴组织中最大者。扁桃体内侧面朝向咽腔，形成扁桃体隐窝，常有食物残渣及细菌存留而形成感染的潜在"病灶"。扁桃体出现炎症时，可导致扁桃体被膜破裂，细菌进入扁桃体周围间隙，形成扁桃体周围脓肿。扁桃体的血供丰富，切除手术后需注意预防出血。

（二）腺样体

又称咽扁桃体，位于鼻咽顶壁与后壁交界处，易残留细菌。腺样体一般 10 岁以后逐渐退化萎缩。若腺样体过度增生肥大，可导致鼻腔和中耳功能障碍。

雾化吸入护理技术是一种有效控制咽部炎症的方法，可减轻患者的咽部不适感。在实施该技术时，应指导患者正确呼吸，调节适宜的压力或流量参数，以确保达到最佳疗效。

第五节　喉的应用解剖和生理

　　喉是发音器官，也是呼吸道的重要通道，是下呼吸道的门户。喉居颈前正中，舌骨之下，上通喉咽，下接气管。喉上端为会厌上缘，下端为环状软骨下缘，是由软骨、肌肉、韧带、纤维组织及黏膜等构成的形似锥形的管腔状器官。喉主要有呼吸、发声、保护下呼吸道、屏气四个生理功能。喉的声门是空气出入肺部的必经之路，当声门区域发生病变时，必须对患者的呼吸状况进行详尽的评估和监测。一旦发生喉阻塞，应立即采取紧急措施，以确保患者的生命安全。

一、喉软骨

　　喉支架由多块软骨构成。单块较大的有甲状软骨、环状软骨及会厌软骨；成对较小的有杓状软骨、小角软骨和楔状软骨。

（一）甲状软骨

　　喉部最大的一块软骨，保护喉内部的结构。其形态如竖立并向后半开的书，由左右对称的四边形甲状软骨翼板在颈前正中线融合而成。甲状软骨上缘正中有一"V"形凹陷，称甲状软骨切迹，为颈部手术识别颈正中线的重要标志。

（二）环状软骨

　　环状软骨位于甲状软骨下方，下接第一气管环，是喉与气管环中唯一完整的环形软骨，是构成喉支架的基础，对保持呼吸道通畅尤为重要。若因外伤缺损，可致喉狭窄。其前部较窄，称环状软骨弓；后部向上延展且较宽阔，称环状软骨板。环状软骨弓为手术的重要标志，有助于操作者确定气管环的序数。环状软骨弓上缘与甲状软骨下缘之间有环甲膜连接，是急救技术环甲膜切开术的穿刺之处。

(三) 会厌软骨

会厌软骨位于舌骨及舌根后方，在喉入口之前，其形态上宽下窄，类似树叶，表面覆盖黏膜，形成会厌。在吞咽时，喉体上提，会厌向后下覆盖喉入口，声带关闭，食物则通过两侧梨状窝进入食道，防止食物通过喉腔进入气管。会厌分为舌面和喉面，前者感染时易出现肿胀，可能堵塞喉口，影响患者的呼吸。通过全身、局部的抗感染和消肿治疗，抗过敏治疗等处理，可适当缓解肿胀。若症状无改善或加重，必要时可考虑行气管切开术。

二、喉腔

喉腔上起自喉入口，下达环状软骨下缘，连接气管。由声带分隔为声门上区、声门区、声门下区。在幼儿期，声门下区的黏膜下组织结构疏松，炎症时容易发生水肿，导致喉阻塞。

三、喉的神经

喉的神经包括喉上神经和喉返神经，二者均为迷走神经的分支。喉上神经病变时，喉黏膜感觉丧失，引起误咽，同时环甲肌松弛致发音障碍。喉返神经为喉的主要运动神经，病变可引起声带麻痹，声音嘶哑，如两侧喉返神经同时受损，可发生失音或呼吸困难。

第六节　颈的应用解剖和生理

颈部位于头与胸部之间，连接头、躯干、上肢。颈部的正前方有呼吸道和消化道的上段，正后方是颈椎及上段胸椎。两侧有大血管及神经，颈根部有胸膜顶、肺尖以及斜行的大血管和神经。颈部各结构间存在疏松的结缔组织，形成了具有层次性的筋膜和筋膜间隙，是手术中的重要解剖标志和颈部层次结构的边界。另外，位于颈外侧部的胸锁乳突肌为手术解剖最重要的肌性标志。

在颈前区，自上而下可扪及的骨性或软骨标志主要包括舌骨、甲状软骨、环状软骨、颈段气管和胸骨上切迹。此外，胸锁关节和位于颈后部的斜方肌亦是颈部解剖的重要标志。

甲状腺作为成年人体内最大的内分泌腺体，位于颈部前区，紧贴喉部与气管的侧面，其上端延伸至甲状软骨中部，下端则延伸至第四气管环，由左右两叶、峡部及锥状叶组成。主要功能是分泌甲状腺素，提高神经系统的兴奋性，促进生长发育。甲状旁腺则位于甲状腺左右叶的后方，其主要功能是调节和维持血液中的钙离子浓度，以保持机体的钙稳态。

气管切开术是耳鼻喉科领域中一项常见的紧急医疗程序。该手术通常在颈部正中环状软骨下缘至胸骨上窝上方一横指的位置行纵切口，或于环状软骨下约 3 cm 处做横切口，随后分离颈前带状肌，再将甲状腺峡部向上牵拉或切断缝扎，暴露气管，在 3～4 气管环处切开颈段气管的前壁，插入气管切开套管并进行固定和缝合切口，这一过程能够迅速有效地解决患者的气道阻塞问题。

气管切开术术后护理的重要性不容忽视，它直接关系到患者的康复进程和生命安全。操作者必须熟悉颈部解剖结构、掌握气管切开术的原理和操作方法，深刻理解术后护理的每一个细节。在气管切开术术后护理中，给患者颈部切口的换药是至关重要的步骤，它能够有效预防切口感染，促进愈合。同时，清洗消毒气管内套管也是日常护理中不可或缺的一环，它有助于保持气道的通畅，减少感染风险。气道湿化及排痰是术后护理中的关键环节，通过湿化气道，可以保持呼吸道黏膜的湿润，促进痰液的排出，从而避免痰液阻塞气道，减少感染机会。体位管理则要求患者保持适当的体位，以减少对气管切口的压迫和刺激，保证舒适度和促进恢复。营养支持则是患者康复的重要保障，术后患者应摄取足够的营养物质，以促进伤口愈合和体力恢复。气管切开术是一项紧急且创伤性较大的手术，患者的心理护理同样不可忽视，患者往往有恐惧、焦虑等负面情绪。因此，护理人员应给予患者充分的心理支持和安慰，帮助其树立战胜疾病的信心，积极配合治疗和护理。此外，密切监测可能出现的术后并发症也是术后护理的重要任务。一旦发现异常，应立即报告医生并采取相应措施。

规范地落实气管切开术术后的护理技术和护理措施，可保持气道通畅，促进患者的康复进程，从而确保患者的生命安全和生活质量，提升患者的舒适度。

（编写者：丘衍军　周小姣　尹　曦　牛筱婷

王晓利　陈楚玲　冯　雷　杨　蕾　梁结萍）

第二章 眼科护理操作技术

第一节 结膜囊给药法

【概述】

结膜囊给药是将一定剂量的滴眼液、眼凝胶和眼膏等眼用制剂通过滴点的方式置于结膜囊中，使药物吸收入眼，达到治疗眼部疾病的目的。护士通过全程用药观察和健康教育，保证患者的用药安全，同时使患者掌握相关的药物知识。

【目标】

一、知识目标

1. 能正确阐述结膜囊给药的原理、目的、适应证、禁忌证。

2. 能正确说出结膜囊给药的常用药物及特殊药物相关知识。

二、能力目标

1. 能使用临床思维评估患者病情，正确选择并使用相关用物。

2. 能规范完成结膜囊给药的操作。

3. 能够正确观察给药效果。

三、素质目标

1. 注重同患者的沟通交流与人文关怀，提供健康教育。

2. 关注患者的眼周清洁，注意患者的舒适与安全。

【评价】

1. 态度亲切，与患者沟通良好，动作轻柔、连贯，程序清晰、规范。

2. 结膜囊给药的相关理论知识和药物知识掌握全面。

3. 对患者宣教效果良好。

【步骤及要点说明】

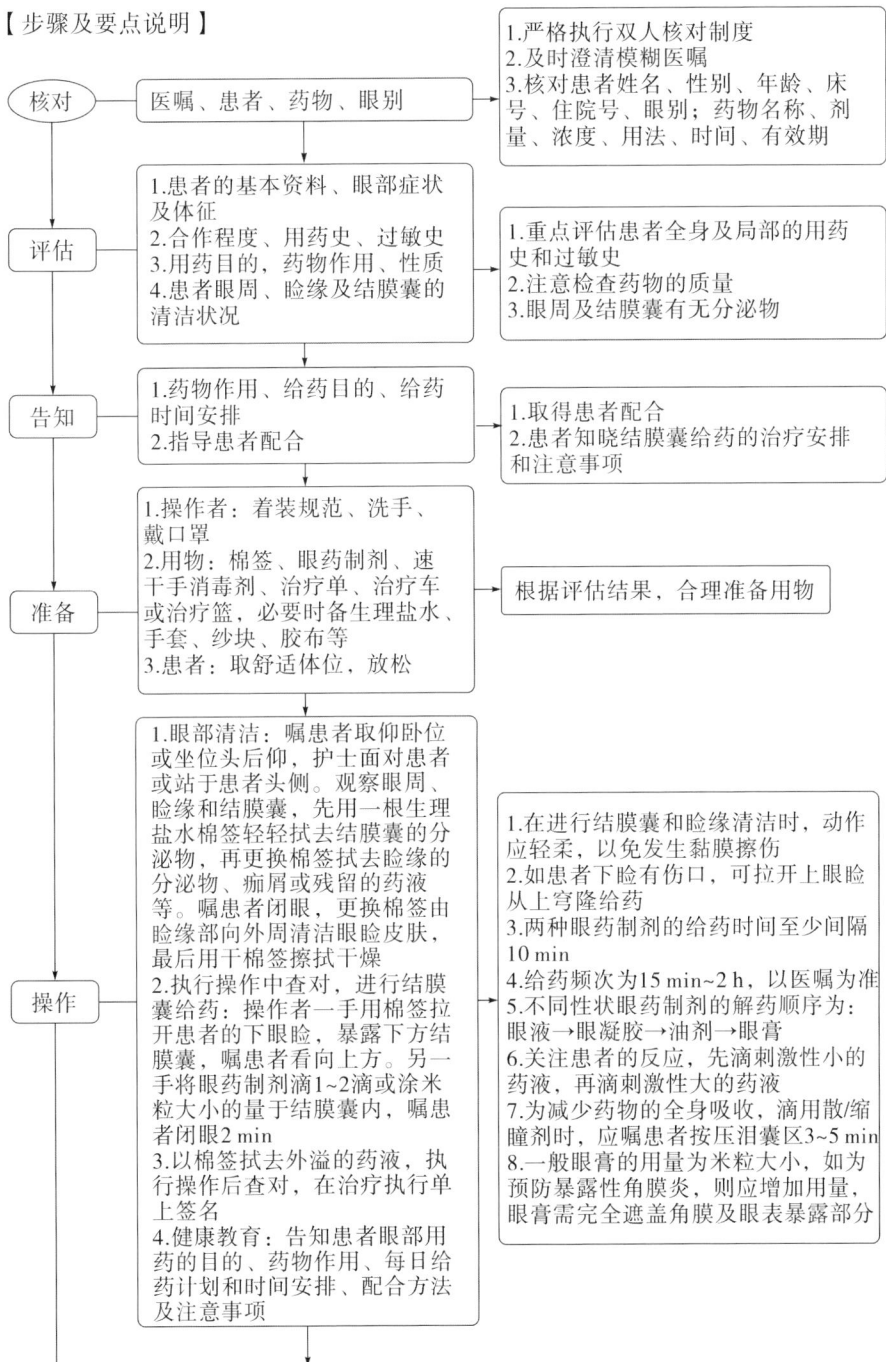

核对 ── 医嘱、患者、药物、眼别 ──→ 1.严格执行双人核对制度
2.及时澄清模糊医嘱
3.核对患者姓名、性别、年龄、床号、住院号、眼别；药物名称、剂量、浓度、用法、时间、有效期

评估 ── 1.患者的基本资料、眼部症状及体征
2.合作程度、用药史、过敏史
3.用药目的，药物作用、性质
4.患者眼周、睑缘及结膜囊的清洁状况 ──→ 1.重点评估患者全身及局部的用药史和过敏史
2.注意检查药物的质量
3.眼周及结膜囊有无分泌物

告知 ── 1.药物作用、给药目的、给药时间安排
2.指导患者配合 ──→ 1.取得患者配合
2.患者知晓结膜囊给药的治疗安排和注意事项

准备 ── 1.操作者：着装规范、洗手、戴口罩
2.用物：棉签、眼药制剂、速干手消毒剂、治疗单、治疗车或治疗篮，必要时备生理盐水、手套、纱块、胶布等
3.患者：取舒适体位，放松 ──→ 根据评估结果，合理准备用物

操作 ── 1.眼部清洁：嘱患者取仰卧位或坐位头后仰，护士面对患者或站于患者头侧。观察眼周、睑缘和结膜囊，先用一根生理盐水棉签轻轻拭去结膜囊的分泌物，再更换棉签拭去睑缘的分泌物、痂屑或残留的药液等。嘱患者闭眼，更换棉签由睑缘部向外周清洁眼睑皮肤，最后用干棉签擦拭干燥
2.执行操作中查对，进行结膜囊给药：操作者一手用棉签拉开患者的下眼睑，暴露下方结膜囊，嘱患者看向上方。另一手将眼药制剂滴1~2滴或涂米粒大小的量于结膜囊内，嘱患者闭眼2 min
3.以棉签拭去外溢的药液，执行操作后查对，在治疗执行单上签名
4.健康教育：告知患者眼部用药的目的、药物作用、每日给药计划和时间安排、配合方法及注意事项 ──→ 1.在进行结膜囊和睑缘清洁时，动作应轻柔，以免发生黏膜擦伤
2.如患者下睑有伤口，可拉开上眼睑从上穹隆给药
3.两种眼药制剂的给药时间至少间隔10 min
4.给药频次为15 min~2 h，以医嘱为准
5.不同性状眼药制剂的解药顺序为：眼液→眼凝胶→油剂→眼膏
6.关注患者的反应，先滴刺激性小的药液，再滴刺激性大的药液
7.为减少药物的全身吸收，滴用散/缩瞳剂时，应嘱患者按压泪囊区3~5 min
8.一般眼膏的用量为米粒大小，如为预防暴露性角膜炎，则应增加用量，眼膏需完全遮盖角膜及眼表暴露部分

观察
记录

1.瞳孔是否达到药物性散大/缩小的要求
2.眼部症状及体征有无改善
3.患者是否有不适主诉
4.是否有药物过敏或不良反应

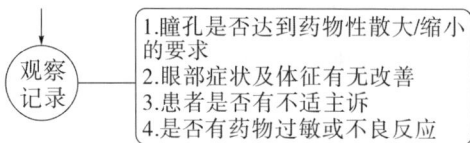

结膜囊给药法操作考核评分标准

项目		质量标准	分值
操作前 （20分）	操作者仪态 （3分）	着装规范	1
		洗手、戴口罩	2
	核对 （7分）	正确识别患者身份	3
		核对治疗单、眼别、药物	2
		检查药物的性状及有效期	2
	评估和告知 （6分）	评估：患者的基本资料、病情、眼部症状及体征、眼部清洁度、合作程度、用药史、过敏史、药物知识掌握度等	5
		告知：患者眼部用药的目的、药物作用	1
	准备 （4分）	用物：棉签、眼药制剂、速干手消毒剂、治疗单、治疗车或治疗篮，必要时备生理盐水、手套、纱布、胶块等，用物在有效期范围内	3
		环境：安静，减少干扰	1
操作步骤 （50分）	体位指导 （4分）	嘱患者取仰卧位或坐位头后仰	2
		护士面对患者或站于患者头侧	2
	眼部清洁 （6分）	检查患者结膜囊、睑缘和眼周的清洁状况	3
		按顺序用生理盐水棉签拭去分泌物、痂屑等	3
	操作中核对 （4分）	患者姓名、住院号、眼药、眼别	4
	给药 （22分）	拉开下眼睑，暴露下方结膜囊	4
		嘱患者看向上方，将液状眼药滴1～2滴或膏状眼药涂米粒大小的量于结膜囊内	10
		以棉签拭去外溢的药液	4
		嘱患者闭眼2min	4

（续上表）

项目		质量标准	分值
操作步骤（50分）	操作后核对（4分）	患者姓名、住院号、眼药、眼别	4
	整理（4分）	手消毒，在治疗执行单上签名	2
		协助患者取舒适体位休息，整理用物	2
	健康教育（6分）	指导患者注意保持眼周清洁，注意眼部卫生	3
		告知每日给药时间、配合方法及注意事项	3
评价（30分）	临床思维能力（10分）	护理评估和操作过程能体现临床思维	10
	相关知识（15分）	正确回答常用眼药制剂的药物知识及给药注意事项	15
	态度、沟通（2分）	态度认真，关心患者，注意患者的舒适与安全	2
	操作时间（3分）	<5 min	3

第二节　泪道冲洗法

【概述】

泪道冲洗是将生理盐水或其他专门配制的冲洗液注入泪道的眼科护理操作技术，通过观察冲洗液的流向判断泪道是否存在炎症、阻塞或狭窄阻塞等异常情况，同时达到清洁泪道的目的。此项操作既是一项诊断技术，又可作为一种治疗方法。

【目标】

一、知识目标

1. 能正确阐述泪道冲洗的原理、目的、适应证、禁忌证。

2. 能正确说出泪道的结构。

二、能力目标

1. 护理评估能体现临床思维，用物准备合理。

2. 能规范完成泪道冲洗的操作。

3. 能够正确判断泪道冲洗的结果。

三、素质目标

1. 注重同患者的沟通交流与人文关怀，提供健康教育。

2. 关注患者的主观感受，注意患者的舒适与安全。

【评价】

1. 态度亲切，与患者沟通良好，动作轻柔、连贯，程序清晰、规范。

2. 泪道冲洗的相关理论知识掌握全面。

3. 患者配合良好，健康教育有效。

4. 未发生眼部损伤或操作相关的并发症。

【步骤及要点说明】

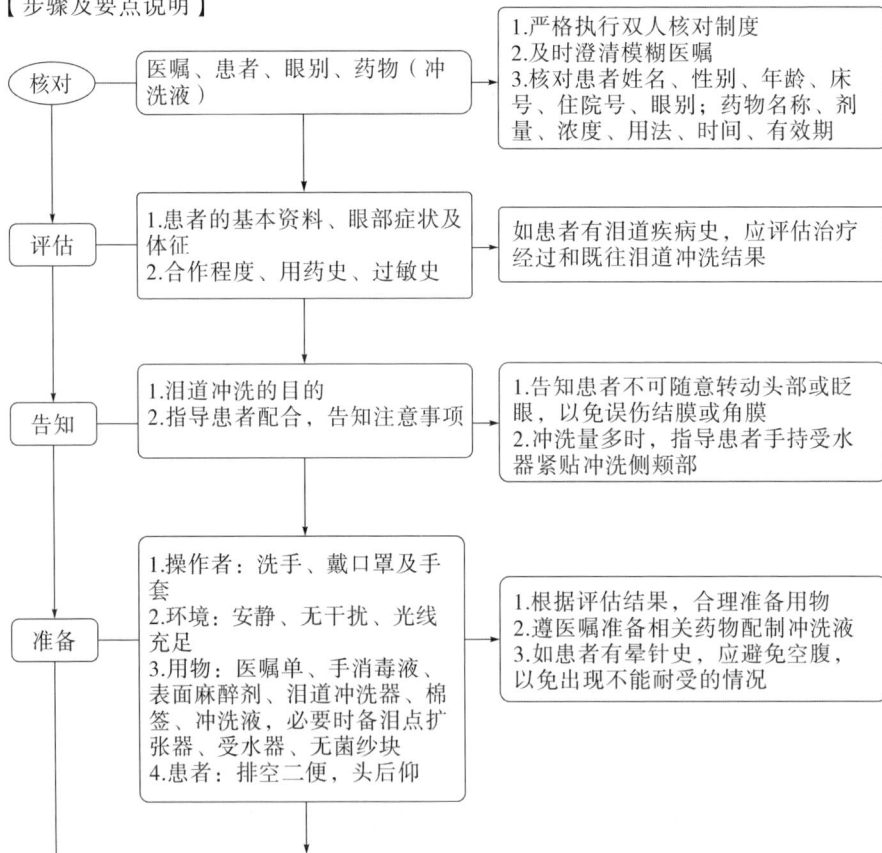

核对	医嘱、患者、眼别、药物（冲洗液）	1.严格执行双人核对制度 2.及时澄清模糊医嘱 3.核对患者姓名、性别、年龄、床号、住院号、眼别；药物名称、剂量、浓度、用法、时间、有效期
评估	1.患者的基本资料、眼部症状及体征 2.合作程度、用药史、过敏史	如患者有泪道疾病史，应评估治疗经过和既往泪道冲洗结果
告知	1.泪道冲洗的目的 2.指导患者配合，告知注意事项	1.告知患者不可随意转动头部或眨眼，以免误伤结膜或角膜 2.冲洗量多时，指导患者手持受水器紧贴冲洗侧颊部
准备	1.操作者：洗手、戴口罩及手套 2.环境：安静、无干扰、光线充足 3.用物：医嘱单、手消毒液、表面麻醉剂、泪道冲洗器、棉签、冲洗液，必要时备泪点扩张器、受水器、无菌纱块 4.患者：排空二便，头后仰	1.根据评估结果，合理准备用物 2.遵医嘱准备相关药物配制冲洗液 3.如患者有晕针史，应避免空腹，以免出现不能耐受的情况

操作

1.执行操作中查对，滴表面麻醉剂2~3次
2.协助患者取仰卧位或坐位头后仰，嘱患者伸出一手食指固定于冲洗眼的颞上方作为固视点，指导患者固视
3.操作者一手持棉签轻拉下眼睑暴露下泪小点，另一手持泪道冲洗器垂直于下睑缘进针，进入约2mm后将针头方向转为指向鼻侧的水平位，沿睑缘向鼻侧缓慢进针，触及骨壁后回退4~5mm，缓慢注入冲洗液
4.询问患者有无液体进入鼻咽部，观察有无液体从上下泪点反流及有无分泌物排出
5.冲洗完毕退出针头，用棉签拭去溢液，询问患者有无不适主诉
6.执行操作后查对，告知患者冲洗结果

1.注意对患者头位和眼位的指导，全程观察患者的反应
2.动作轻柔，如进针遇到阻力，切勿强行进针，以免损伤泪道
3.注入冲洗液时若出现局部肿胀应停止注入，及时通知医生处理
4.若下泪点进针或冲洗不畅，可尝试由上泪点进针进行冲洗
5.对慢性泪囊炎患者，冲洗前应先按压泪囊区，排出脓液再进行冲洗
6.对泪点狭窄者，可先用泪点扩张器扩张泪小点后再行冲洗

观察记录

1.眼别及进针部位
2.是否有阻力，是否能触及骨壁
3.冲洗液是否有反流，是否到达鼻咽部
4.是否有脓性分泌物溢出
5.患者有无不适主诉

结果判断：
1.泪道通畅：进针无阻力，可触及骨壁，冲洗液到达鼻咽
2.泪小管阻塞：不能碰触骨壁，阻力大，原点反流
3.泪总管阻塞：不能碰触骨壁，阻力较大，上泪小点反流
4.鼻泪管阻塞：可碰触骨壁，有阻力，上泪小点反流，鼻泪管狭窄者可有小部分冲洗液到达鼻腔
5.慢性泪囊炎：可碰触骨壁，有阻力，大量黏性脓液从上泪小点冲出

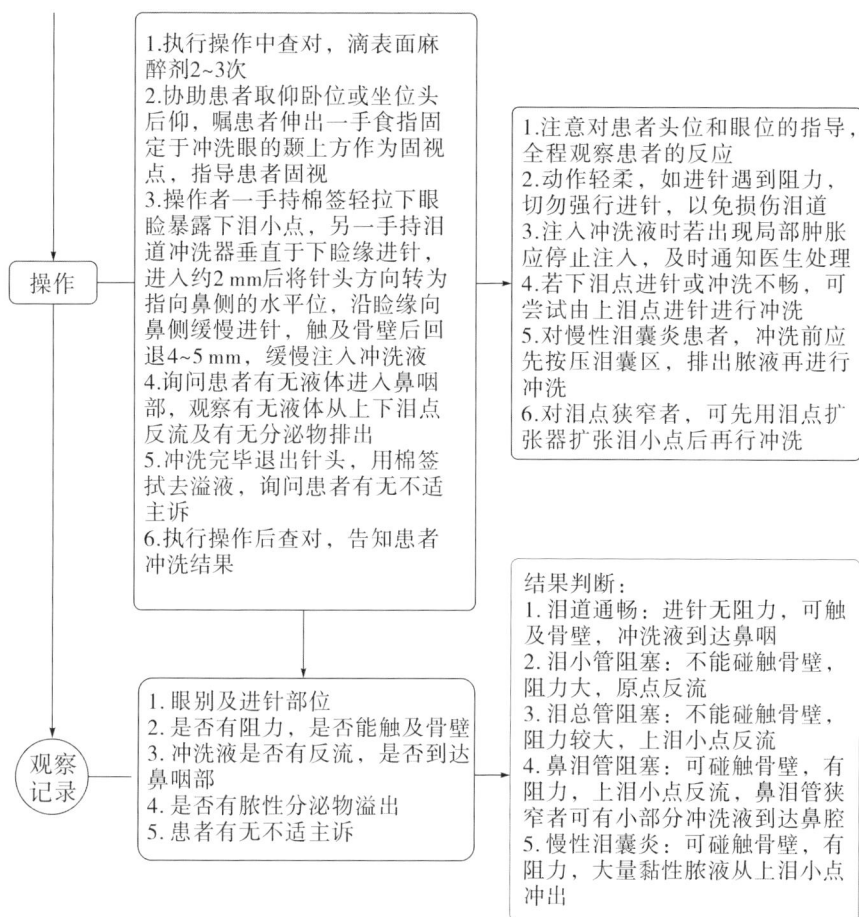

泪道冲洗法操作考核评分标准

项目		质量标准	分值
操作前（20分）	操作者仪态（3分）	着装规范	1
		洗手、戴口罩	2
	核对（6分）	正确识别患者身份，核对治疗单、眼别、冲洗液	4
		检查用于冲洗液配制的药物的性状及有效期	2
	评估和告知（5分）	评估：患者的基本资料、眼部症状及体征、合作程度、用药史、过敏史等	3
		告知：操作的目的和注意事项，指导患者配合	2

（续上表）

项目		质量标准	分值
操作前 （20分）	准备 （6分）	用物：医嘱单、手消毒液、表面麻醉剂、泪道冲洗器、棉签、冲洗液，必要时备泪点扩张器、受水器、无菌纱块，用物在有效范围内	4
		环境：安静、无干扰、光线充足	2
操作步骤 （50分）	表面麻醉 （2分）	滴表面麻醉剂2~3次	2
	体位及眼位指导（4分）	嘱患者取仰卧位或坐位头后仰，护士面对患者或站于患者头侧	2
		嘱患者伸出一手食指固定于冲洗眼的颞上方作为固视点，指导患者固视	2
	操作中核对 （4分）	患者姓名、床号、住院号、眼别、冲洗液	4
	泪道冲洗 （24分）	以棉签轻拉下眼睑暴露下泪小点	2
		垂直泪点进针约2 mm后将针头方向转为水平	4
		沿睑缘向内缓慢进针，触及骨壁后回退4~5 mm	4
		缓慢注入冲洗液，询问患者有无液体进入鼻咽部	4
		观察有无液体从上下泪点反流、有无分泌物排出	4
		冲洗完毕退出针头，用棉签拭去溢液	4
		询问患者有无不适	2
	操作后核对 （4分）	患者姓名、床号、住院号、眼药、眼别	4
	整理 （4分）	手消毒，在治疗执行单上签名	2
		协助患者取舒适体位休息，整理用物	2
	结果记录 （8分）	眼别及进针部位	2
		是否有阻力，是否能触及骨壁	2
		冲洗液是否有反流，是否到达鼻咽部	2
		是否有脓性分泌物溢出	2

（续上表）

项目		质量标准	分值
评价 （30分）	临床思维能力（10分）	护理评估和操作过程能体现临床思维	10
	相关知识 （15分）	正确回答泪道的解剖、冲洗结果的判断标准	15
	态度、沟通 （2分）	态度认真，关心患者，注意患者的舒适与安全	2
	操作时间 （3分）	＜5 min	3

第三节 结膜囊冲洗法

【概述】

结膜囊冲洗是将一定量的生理盐水或其他专门配制的冲洗液冲入结膜囊内，目的为清除结膜囊内的分泌物、异物等。其同时能够减少眼球表面常驻菌的数量，常用于结膜炎伴较多分泌物、眼部化学性烧伤后的紧急冲洗、眼科手术的术前常规准备等情形。

【目标】

一、知识目标

1. 能正确列举眼部结膜囊冲洗的适应证。

2. 能正确说出结膜囊冲洗的目的。

二、能力目标

1. 护理评估能体现临床思维，选择正确的结膜囊冲洗溶液。

2. 能正确、规范完成结膜囊冲洗的操作。

三、素质目标

1. 注重同患者的沟通交流与人文关怀，提供健康教育。

2. 动作轻柔。

【评价】

1. 态度亲切，与患者沟通良好，动作轻柔、连贯，程序清晰、规范。

2. 结膜囊冲洗的相关理论知识掌握全面。

3. 对患者宣教效果良好。

4. 冲洗彻底，患者舒适。

【步骤及要点说明】

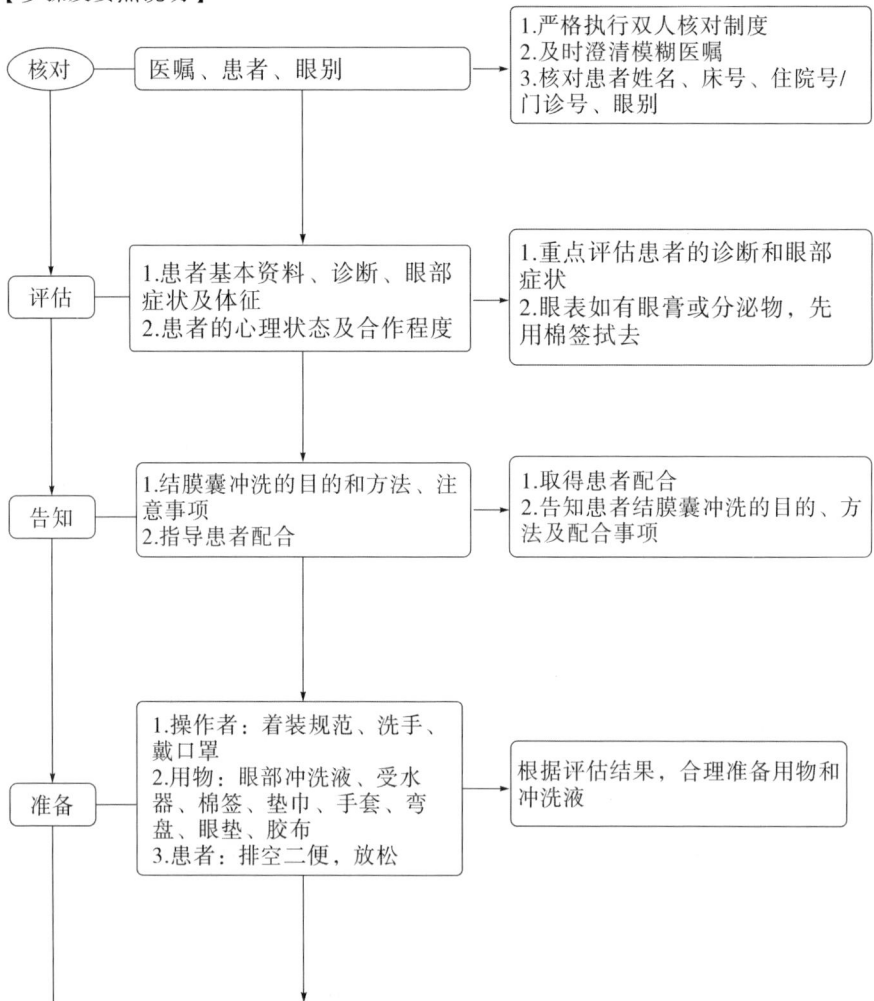

核对 —— 医嘱、患者、眼别 —→ 1.严格执行双人核对制度
2.及时澄清模糊医嘱
3.核对患者姓名、床号、住院号/门诊号、眼别

评估 —— 1.患者基本资料、诊断、眼部症状及体征
2.患者的心理状态及合作程度 —→ 1.重点评估患者的诊断和眼部症状
2.眼表如有眼膏或分泌物，先用棉签拭去

告知 —— 1.结膜囊冲洗的目的和方法、注意事项
2.指导患者配合 —→ 1.取得患者配合
2.告知患者结膜囊冲洗的目的、方法及配合事项

准备 —— 1.操作者：着装规范、洗手、戴口罩
2.用物：眼部冲洗液、受水器、棉签、垫巾、手套、弯盘、眼垫、胶布
3.患者：排空二便，放松 —→ 根据评估结果，合理准备用物和冲洗液

操作

1.执行操作中查对。协助患者取仰卧位或坐位，整理刘海，铺垫巾，下颌抬高、头后仰并偏向冲洗侧
2.指导患者取正确的头位并持握受水器
3.嘱患者闭眼，打开调节器冲洗眼睑及周围皮肤。擦洗范围：上至眉弓上3 cm，内至鼻中线，外至太阳穴，下至鼻唇沟；冲洗顺序：睫毛及眼睑、眉毛、然后以眼为中心从内往外冲洗，边冲边用棉签擦拭
4.用拇指、食指轻轻分开上下眼睑，充分暴露结膜囊并冲洗结膜囊。出水口距离眼表2~3 cm，一边冲洗，一边嘱患者向上、下、左、右转动眼球
5.嘱患者闭眼，再次冲洗眼周皮肤
6.用棉签擦干眼睑和周围皮肤
7.如为手术患者，用无菌纱块遮眼，嘱患者不可触摸清洁区域
8.执行操作后查对，整理用物

1.冲洗液不可直射角膜，冲洗装置不能触及眼睑和睫毛，以防污染或碰伤眼部
2.对于敏感的患者，可先进行表面麻醉
3.常规冲洗时，冲洗液量不少于150 mL，如为化学伤，冲洗液量应大于2 000 mL以上，冲洗高度应抬高至5~6 cm以加大冲力，尽量减少化学物残留
4.为角膜穿孔、眼球穿通伤的患者进行眼部冲洗时，应先确认医嘱，冲洗时不可翻转眼睑，切勿加压眼球，以防眼内容物脱出；对已有眼内组织嵌顿者，应仔细分辨眼内组织与异物，不能将眼内组织抹去
5.冲洗液温度要适宜，冬季加温冲洗液至35 ℃~37 ℃，用前臂内侧测试液体的温度
6.对不合作或眼部刺激症状严重的患者，可先作表面麻醉再进行冲洗
7.对结膜囊暴露不满意者，可用开睑拉钩拉开上、下眼睑再冲洗
8.注意观察患者感受，如有冲洗液沾湿衣领，应及时协助患者更换

观察记录

1.冲洗量、pH值
2.患者有无不适主诉

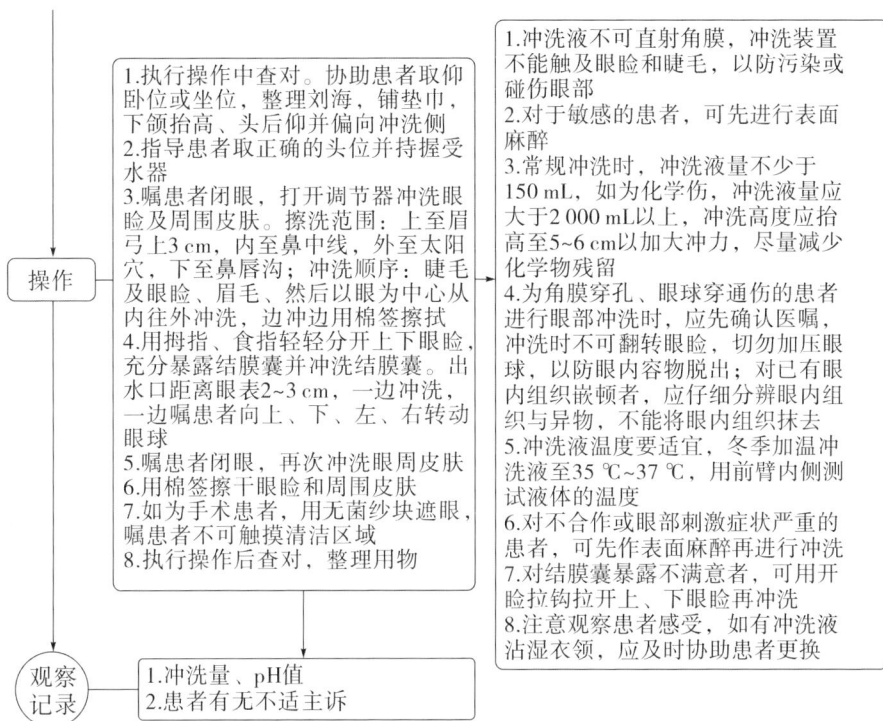

结膜囊冲洗法操作考核评分标准

项目		质量标准	分值
操作前（20分）	操作者仪态（3分）	着装规范	1
		洗手、戴口罩	2
	核对（7分）	正确识别患者身份	3
		核对治疗单/医嘱、眼别、冲洗液	2
		检查冲洗液的有效期	2
	评估和告知（6分）	评估：患者的基本资料、诊断、眼部症状及体征、心理状态及合作程度	4
		告知：操作的目的和方法、配合的注意事项	2
	准备（4分）	用物：眼部冲洗液、受水器、棉签、垫巾、手套、弯盘、眼垫、胶布，用物在有效期内	2
		环境：安静、宽敞，减少干扰	2

（续上表）

项目		质量标准	分值
操作步骤（55分）	体位指导（4分）	指导患者取仰卧位或坐位，头略向后仰偏向冲洗侧	4
	操作中核对（4分）	患者姓名、床号、住院号/门诊号、眼别	4
	结膜囊冲洗（39分）	清洁睑缘，擦除睫毛根部的分泌物、皮屑等	4
		指导患者取正确的头位并固定受水器	4
		调节冲洗装置，保持适当的冲洗高度	5
		冲洗外眼：冲洗范围符合要求，边冲洗边擦拭	5
		冲洗结膜囊：充分暴露结膜囊，指导患者配合转动眼球	5
		结膜囊冲洗时间为 1～2 min	4
		冲洗过程中，能够对患者进行观察和指导	3
		冲洗液量符合规范	2
		避免冲洗液冲至操作者手指后再流至结膜囊	5
		冲洗完毕，擦干眼睑及眼周皮肤，保持清洁、干燥	2
	操作后核对（4分）	用物处理符合规范	2
		操作完毕护士洗手	2
	整理（4分）	手消毒，在治疗执行单上签名	2
		协助患者取舒适体位休息，整理用物	2
评价（25分）	临床思维能力（10分）	护理评估和操作过程能体现临床思维	5
		操作完毕，健康知识指导有针对性	5
	相关知识（10分）	结膜囊冲洗的目的及注意事项	5
		结膜囊冲洗的适应证和禁忌证	5

（续上表）

项目		质量标准	分值
评价（25分）	态度、沟通（2分）	态度认真，关心患者，注意患者的舒适与安全	2
	操作时间（3分）	<15 min	3

第四节　远视力测量法

【概述】

视力是人眼分辨二维物体形态的能力，分为中心视力和周边视力，中心视力又分为远视力和近视力，是形觉的主要标志，反映的是视网膜黄斑中心凹的视觉敏锐度。远视力测量是指在标准照明的情况下，测量受检者正确识别前方 5 m 或 2.5 m 处标准图标的能力，是最常用的视功能检查方法。

【目标】

一、知识目标

1. 能正确阐述远视力测量的原理、目的和注意事项。

2. 能正确说出视力和视功能相关的生理知识。

二、能力目标

1. 能运用临床思维评估患者病情，正确评估患者的视功能状况。

2. 能规范完成远视力测量的操作。

3. 能够正确判断视力测量结果。

三、素质目标

1. 注重与患者的沟通交流与人文关怀，提供健康教育。

2. 关注低视力患者的安全评估。

【评价】

1. 态度亲切，与患者沟通良好，动作轻柔、连贯，程序清晰、规范。

2. 视力测量和视功能相关的理论知识掌握全面。

3. 对患者宣教效果良好。

【步骤及要点说明】

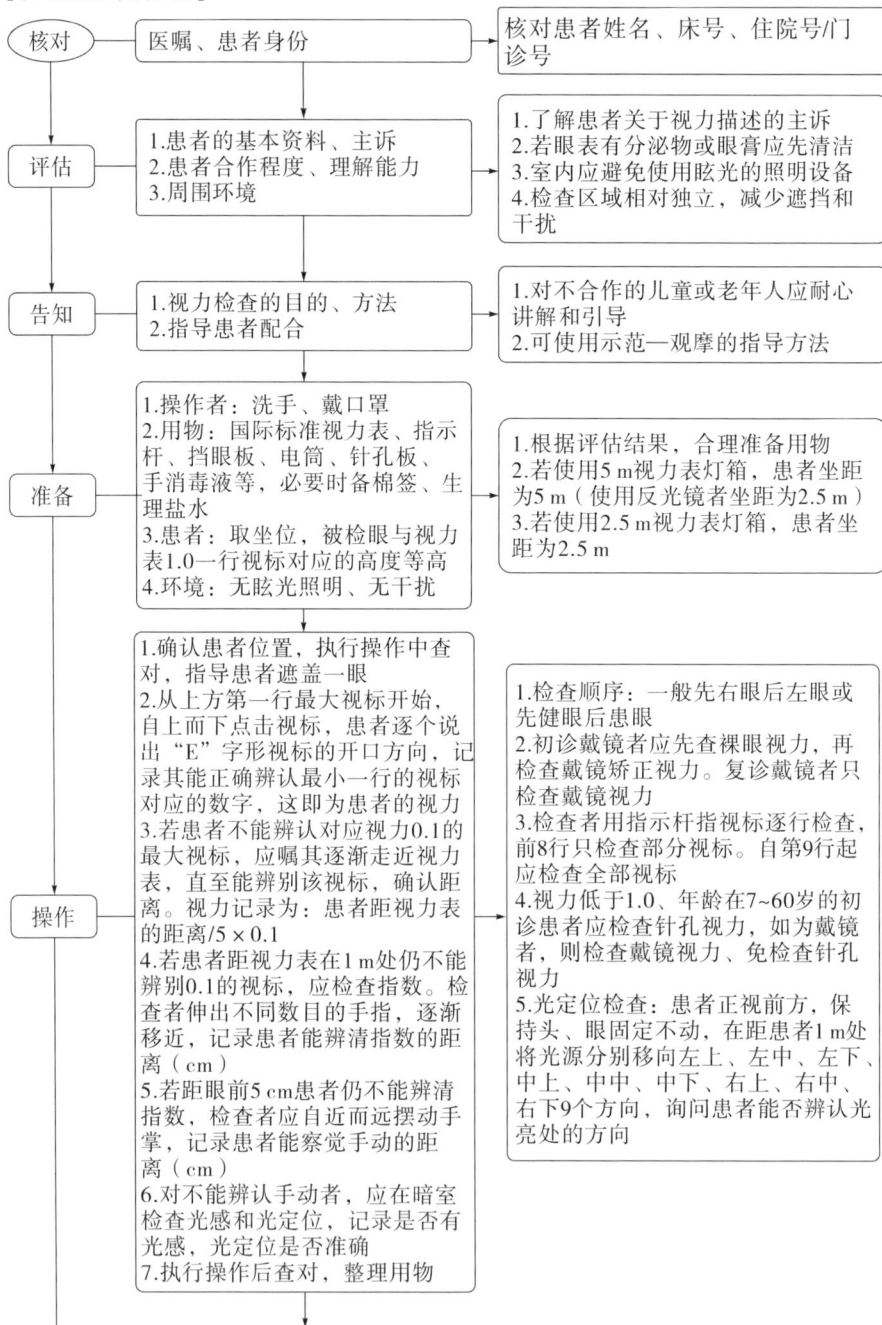

核对	→	医嘱、患者身份	→	核对患者姓名、床号、住院号/门诊号

评估	→	1.患者的基本资料、主诉 2.患者合作程度、理解能力 3.周围环境	→	1.了解患者关于视力描述的主诉 2.若眼表有分泌物或眼膏应先清洁 3.室内应避免使用眩光的照明设备 4.检查区域相对独立，减少遮挡和干扰

告知	→	1.视力检查的目的、方法 2.指导患者配合	→	1.对不合作的儿童或老年人应耐心讲解和引导 2.可使用示范—观摩的指导方法

准备	→	1.操作者：洗手、戴口罩 2.用物：国际标准视力表、指示杆、挡眼板、电筒、针孔板、手消毒液等，必要时备棉签、生理盐水 3.患者：取坐位，被检眼与视力表1.0一行视标对应的高度等高 4.环境：无眩光照明、无干扰	→	1.根据评估结果，合理准备用物 2.若使用5 m视力表灯箱，患者坐距为5 m（使用反光镜者坐距为2.5 m） 3.若使用2.5 m视力表灯箱，患者坐距为2.5 m

操作	→	1.确认患者位置，执行操作中查对，指导患者遮盖一眼 2.从上方第一行最大视标开始，自上而下点击视标，患者逐个说出"E"字形视标的开口方向，记录其正确辨认最小一行的视标对应的数字，这即为患者的视力 3.若患者不能辨认对应视力0.1的最大视标，应嘱其逐渐走近视力表，直至能辨别该视标，确认距离。视力记录为：患者距视力表的距离/5 × 0.1 4.若患者距视力表在1 m处仍不能辨别0.1的视标，应检查指数。检查者伸出不同数目的手指，逐渐移近，记录患者能辨清指数的距离（cm） 5.若距眼前5 cm患者仍不能辨清指数，检查者应自近而远摆动手掌，记录患者能察觉手动的距离（cm） 6.对不能辨认手动者，应在暗室检查光感和光定位，记录是否有光感，光定位是否准确 7.执行操作后查对，整理用物	→	1.检查顺序：一般先右眼后左眼或先健眼后患眼 2.初诊戴镜者应先查裸眼视力，再检查戴镜矫正视力。复诊戴镜者只检查戴镜视力 3.检查者用指示杆指视标逐行检查，前8行只检查部分视标。自第9行起应检查全部视标 4.视力低于1.0、年龄在7~60岁的初诊患者应检查针孔视力，如为戴镜者，则检查戴镜视力、免检查针孔视力 5.光定位检查：患者正视前方，保持头、眼固定不动，在距患者1 m处将光源分别移向左上、左中、左下、中上、中中、中下、右上、右中、右下9个方向，询问患者能否辨认光亮处的方向

```
      ┌──────┐     ┌────────────────────┐     ┌──────────────────────┐
      │ 观察  │────│1.规范记录视力结果      │────▶│1.如患者不能完全辨清某一行，应│
      │ 记录  │     │2.观察患者操作时及操作后有无│     │记录为：XX⁺²或XX⁻²      │
      └──────┘     │不适，为低视力的患者做好安全│     │2.指数的记录为：CF/XX cm  │
                   │指引                  │     │3.手动记录为：HM/XX cm    │
                   └────────────────────┘     │4.光感：LP，无光感：NLP，光定位：│
                                              │能辨认处记为"＋"，不能辨认处记│
                                              │为"－"                │
                                              └──────────────────────┘
```

观察记录 部分：
1. 规范记录视力结果
2. 观察患者操作时及操作后有无不适，为低视力的患者做好安全指引

1. 如患者不能完全辨清某一行，应记录为：XX^{+2}或XX^{-2}
2. 指数的记录为：CF/XX cm
3. 手动记录为：HM/XX cm
4. 光感：LP，无光感：NLP，光定位：能辨认处记为"＋"，不能辨认处记为"－"

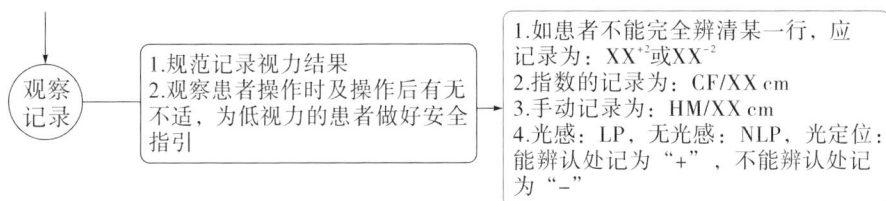

远视力测量法操作考核评分标准

项目		质量标准	分值
操作前（20分）	操作者仪态（3分）	着装规范	1
		洗手、戴口罩	2
	核对（2分）	正确识别患者身份	2
	评估和告知（9分）	评估：患者的基本资料、主诉、既往视力检查结果	3
		患者合作程度、理解能力	3
		告知：视力检查的目的、方法	3
	准备（6分）	用物：国际标准视力表、指示杆、挡眼板、电筒、针孔板、手消毒液等，必要时备棉签、生理盐水	2
		环境：宽敞、光线明亮、无眩光设备、无干扰	4
操作步骤（55分）	操作中核对（2分）	患者姓名、床号、住院号/门诊号	2
	确认位置（6分）	患者取坐位，被检眼与视力表1.0一行视标等高	3
		患者坐距符合视力表灯箱规格要求	3
	视力测量（12分）	从上方第一行最大视标开始，自上而下点击视标	3
		判断患者是否能正确辨认视标	3
		对不能辨认对应视力0.1的视标者指引正确	3
		对不能辨认对应视力0.1的视标者检查方法正确	3
	指数检查（6分）	检查时机判断准确	3
		检查方法正确	3

（续上表）

项目		质量标准	分值
操作步骤（55分）	手动检查（6分）	检查时机判断准确	3
		检查方法正确	3
	光感检查（6分）	检查时机判断准确	3
		检查方法正确	3
	记录（6分）	记录规范、准确	6
	操作后核对（2分）	患者姓名、床号、住院号/门诊号	2
	整理（4分）	手消毒，在执行单上签名	2
		正确处理用物	2
	健康教育（5分）	对患者的指导到位，患者配合良好	2
		对视力测量的结果有解释和后续指引	3
评价（25分）	临床思维能力（5分）	专科症状与体征的评估能够反映病情	5
	相关知识（15分）	正确回答视力检查和视功能相关的知识	15
	态度、沟通（2分）	态度认真，关心患者，注意患者的舒适与安全	2
	操作时间（3分）	<5 min	3

第五节　非接触式眼压测量法

【概述】

非接触式眼压测量法利用可控的脉冲气流将角膜中央部的恒定面积压平，微电脑系统通过记录角膜光线反射和压平面积所需时间，并将数据转换为眼压数值。此种眼压测量法方便、快捷，无须在表面麻醉下进行，减少了因直接接触角膜测量而产生的风险。

【目标】

一、知识目标

1. 能正确阐述非接触式眼压测量的原理和目的。

2. 能正确说出正常眼压值和眼压相关的生理知识。

二、能力目标

1. 能运用临床思维评估患者病情，选择正确的眼压测量方法。

2. 能规范完成非接触式眼压测量法的操作。

3. 能够熟练使用非接触式眼压仪。

三、素质目标

1. 注重同患者的沟通交流与人文关怀，提供健康教育。

2. 按急症优先的原则，先测量急症患者。

【评价】

1. 态度亲切，与患者沟通良好，动作轻柔、连贯，程序清晰、规范。

2. 眼压测量的相关理论知识掌握全面。

3. 对患者宣教效果良好。

【步骤及要点说明】

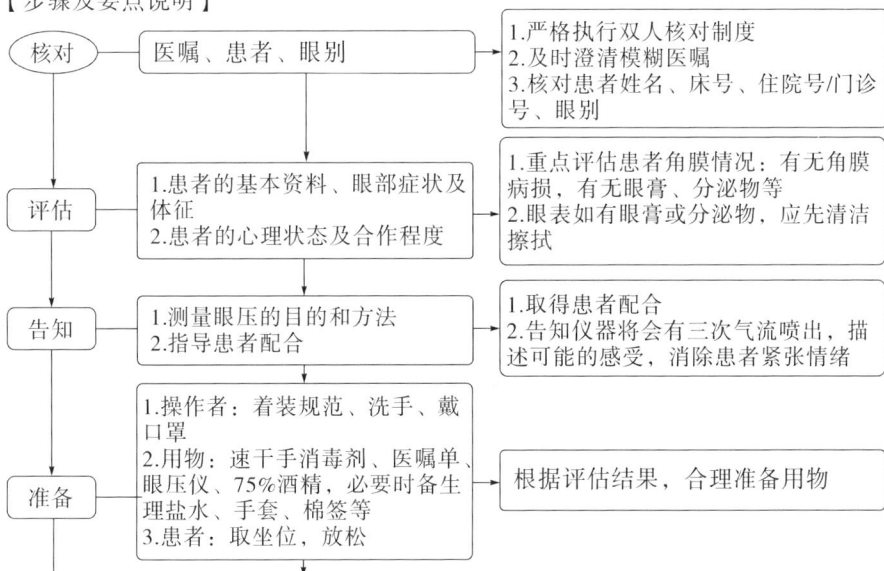

核对	医嘱、患者、眼别	1.严格执行双人核对制度 2.及时澄清模糊医嘱 3.核对患者姓名、床号、住院号/门诊号、眼别
评估	1.患者的基本资料、眼部症状及体征 2.患者的心理状态及合作程度	1.重点评估患者角膜情况：有无角膜病损，有无眼膏、分泌物等 2.眼表如有眼膏或分泌物，应先清洁擦拭
告知	1.测量眼压的目的和方法 2.指导患者配合	1.取得患者配合 2.告知仪器将会有三次气流喷出，描述可能的感受，消除患者紧张情绪
准备	1.操作者：着装规范、洗手、戴口罩 2.用物：速干手消毒剂、医嘱单、眼压仪、75%酒精，必要时备生理盐水、手套、棉签等 3.患者：取坐位，放松	根据评估结果，合理准备用物

操作

1.执行操作中查对。指导患者坐于眼压仪旁，调节颌托与升降台高度，嘱患者固定头位，睁眼向前固视，注视绿色灯源
2.按"clare"按钮，清除上一次的数据
3.选择"fullauto"模式，按"start"按钮，测压头自动识别角膜，对焦后连续三次进行测量。一眼测量完毕，自动切换至另一眼进行测量
4.当"fullauto"模式不能获得有效数值时，可选择"auto"模式，调节手柄；当指示点对准靶环中央时，按"start"键即可进行三次连续测量
5.当上述模式均不能获得有效数值时，可选择"manual"模式。调节手柄将测压头向待测眼的角膜推进进行手动对焦，通过显示屏观察焦圈，当焦圈内6点和12点位置出现两个白色小点时，按"start"键进行测量
6.记录三次测量所得的平均值，告知患者
7.执行操作后查对，整理用物

1.如患者睁眼不充分，可用棉签拉开上睑以暴露角膜，但不可向眼球施加压力，以免影响测量结果
2.推进测压头时应注意距离，避免触伤角膜
3.受干扰因素影响，当三次测量值相差超过3 mmHg时，应重新测量
4.先测量非感染性眼病患者，再测量感染性眼病患者
5.为感染性眼病患者测量眼压后，用酒精湿巾擦拭仪器外部，用75%酒精棉签擦拭喷射头，待干后以手动模式喷出3次气流后再测量下一个患者
6.眼压计使用完毕需切断电源，放置于阴凉干燥处，显示屏避免阳光直射
7.定期进行仪器的维护和校准

观察记录

1.动态观察和记录眼压值的变化，观察患者有无眼痛、眼胀、头侧头痛等症状
2.遵医嘱进行降眼压处理并记录治疗效果

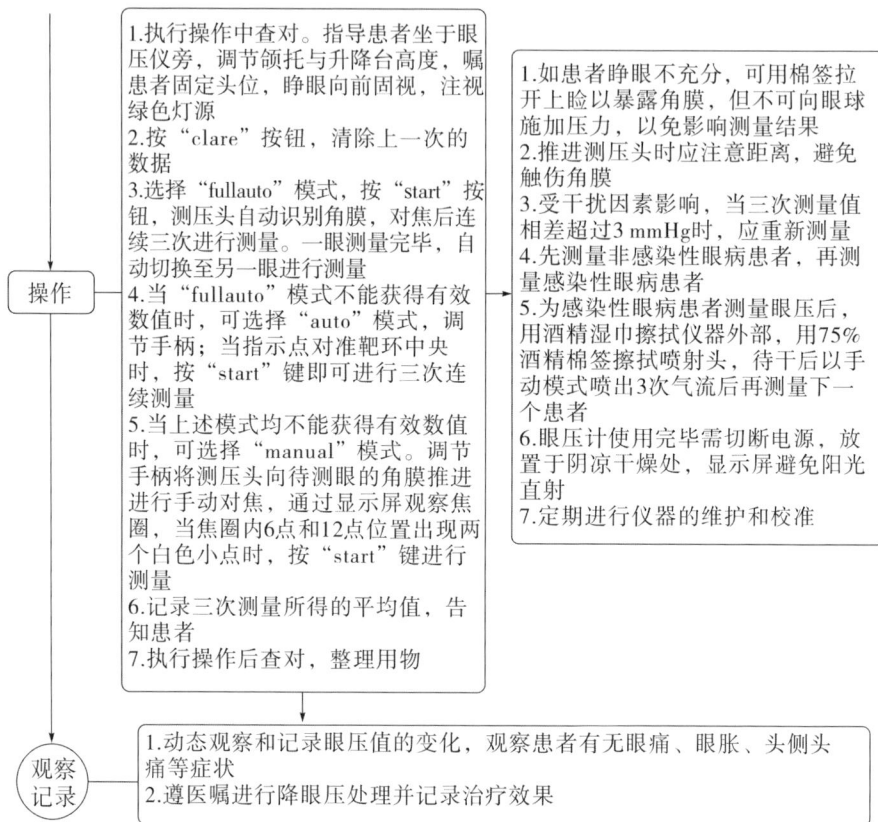

非接触式眼压测量法操作考核评分标准

项目		质量标准	分值
操作前（19分）	操作者仪态（3分）	着装规范	1
		洗手、戴口罩	2
	核对（4分）	正确识别患者身份	2
		医嘱单、眼别	2
	评估和告知（7分）	评估：患者的基本资料、病情、眼部症状及体征	3
		患者合作程度和心理状况	2
		告知：眼压测量的目的与配合	2

（续上表）

项目		质量标准	分值
操作前 （19分）	准备 （5分）	用物：速干手消毒剂、医嘱单、眼压仪、75%酒精，必要时备生理盐水、手套、棉签等，用物在有效期内	3
		环境：安静、宽敞、无干扰	2
操作步骤 （56分）	操作中核对 （3分）	患者姓名、眼别	3
	体位指导 （4分）	调节颌托与升降台高度	2
		患者取坐位，下巴置于颌托上，额部紧靠横杆	2
	测压 （28分）	按"clare"按钮，清除上一次的数据 嘱患者睁眼向前固视，注视绿色注视灯，指导患者配合	2
		优先选择"fullauto"模式，按"start"按钮进行测量	4
		当"fullauto"模式不能获得有效数值时，可选择"auto"模式进行三次测量 当上述模式均不能获得有效数值时，可选择"manual"模式	10
		手柄使用熟练，能有效对焦	6
		能够及时处理异常情况	6
	操作后核对 （3分）	患者姓名、床号、住院号/门诊号、眼别	3
	记录 （6分）	记录眼别和对应的眼压值，在治疗单上签名	6
	整理 （6分）	正确处理用物	3
		使用75%酒精消毒喷头和额杆	3
	健康教育 （6分）	告知眼压的正常值范围	3
		能结合患者的病情对眼压情况进行宣教和解释	3

（续上表）

项目		质量标准	分值
评价（25分）	临床思维能力（5分）	护理评估和操作过程能体现临床思维	5
	相关知识（15分）	正确回答眼压相关的基础知识和眼压测量原理	15
	态度、沟通（2分）	态度认真，关心患者，注意患者的舒适与安全	2
	操作时间（3分）	<3 min	3

第六节　Schiotz 压陷式眼压计测量法

【概述】

Schiotz 压陷式眼压计测量为一种角膜接触式眼压测量方法，眼压计标尺上的每一格相当于 1/20 mm 的眼角膜压陷深度，其原理为将一定重量的砝码置于角膜中央部，根据角膜被压陷的深度和砝码重量，通过 lmber-Fick 定理及 $Pt = W/A$ 公式换算出眼压值。有助于了解眼内压的情况、辅助诊断眼科疾病、评估治疗效果等，其测量的准确性受眼球壁的硬度影响。

【目标】

一、知识目标

1. 能正确阐述 Schiotz 压陷式眼压计测量的原理和目的。

2. 能正确说出正常眼压值和眼压相关的生理知识。

二、能力目标

1. 能运用临床思维评估患者病情，选择正确的眼压测量方法。

2. 能规范完成 Schiotz 压陷式眼压计测量法的操作。

3. 能规范进行眼压计的消毒处理。

三、素质目标

1. 注重同患者的沟通交流与人文关怀，提供健康教育。

2. 按急症优先的原则，先测量急症患者。

【评价】

1. 态度亲切，与患者沟通良好，动作轻柔、连贯，程序清晰、规范。

2. 眼压测量的相关理论知识掌握全面。

3. 对患者宣教效果良好。

4. 未发生角膜损伤、感染或其他的并发症。

【步骤及要点说明】

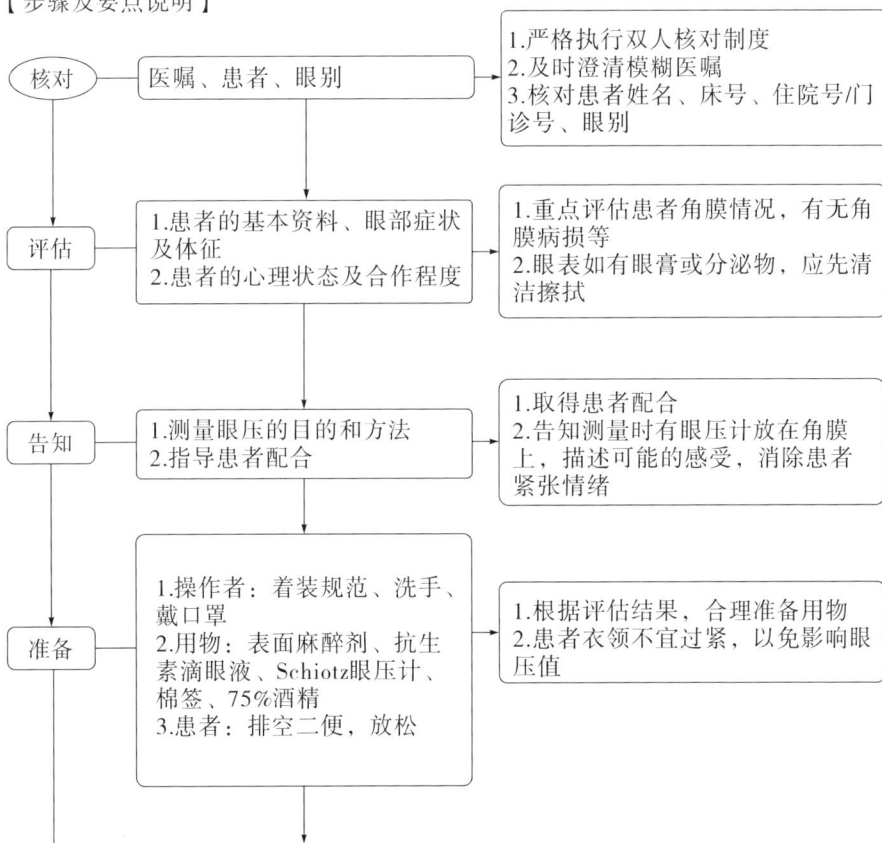

| 核对 | 医嘱、患者、眼别 | 1.严格执行双人核对制度
2.及时澄清模糊医嘱
3.核对患者姓名、床号、住院号/门诊号、眼别 |

| 评估 | 1.患者的基本资料、眼部症状及体征
2.患者的心理状态及合作程度 | 1.重点评估患者角膜情况，有无角膜病损等
2.眼表如有眼膏或分泌物，应先清洁擦拭 |

| 告知 | 1.测量眼压的目的和方法
2.指导患者配合 | 1.取得患者配合
2.告知测量时眼压计放在角膜上，描述可能的感受，消除患者紧张情绪 |

| 准备 | 1.操作者：着装规范、洗手、戴口罩
2.用物：表面麻醉剂、抗生素滴眼液、Schiotz眼压计、棉签、75%酒精
3.患者：排空二便，放松 | 1.根据评估结果，合理准备用物
2.患者衣领不宜过紧，以免影响眼压值 |

操作

1.滴2次表面麻醉剂，嘱患者闭眼休息
2.用75%酒精消毒轴心、足板和试盘，待干
3.检查眼压计性能：手持眼压计左右摇摆，观察指针是否灵活，再将足板垂直置于试盘上，观察指针是否指向"0"
4.执行操作中查对。协助患者仰卧，指导患者稍抬高下颌，保持面部水平，指引患者伸出一手的食指于鼻根上方约30 cm处作为固视点，使角膜处于正中位
5.一般先右眼后左眼。一手分开上、下眼睑暴露角膜，另一手持眼压计轻轻将足板垂直放在角膜正中，观察指针所指刻度：如读数<3，改用7.5 g砝码；读数仍为<3，则改用10 g砝码，以此类推
6.测量完毕滴抗生素滴眼液，嘱患者勿揉眼
7.用75%酒精棉签消毒眼压计足板
8.根据砝码克数和眼压计刻度查看换算表，得出眼压值，告知患者检查结果
9.执行操作后查对，整理用物

1.操作前严格消毒眼压计，确保酒精完全挥发干后再实施操作
2.操作轻、稳、准，切勿压迫眼球，以免影响眼压测量的准确性
3.眼压计不宜在角膜上停留过久，能看清读数即可，以免损伤角膜
4.不宜连续反复多次测量
5.测量右眼时，操作者用右手固定患者眼睑，左手持眼压计；测量左眼时，用左手固定眼睑，右手持眼压计
6.眼压计的存放需防震防潮，保持清洁干燥

观察记录

1.记录眼压值，格式：砝码克数／眼压计刻度＝若干毫米汞柱（如：5.5/5=17.3 mmHg）
2.观察有无角膜损伤，询问患者有无不适主诉

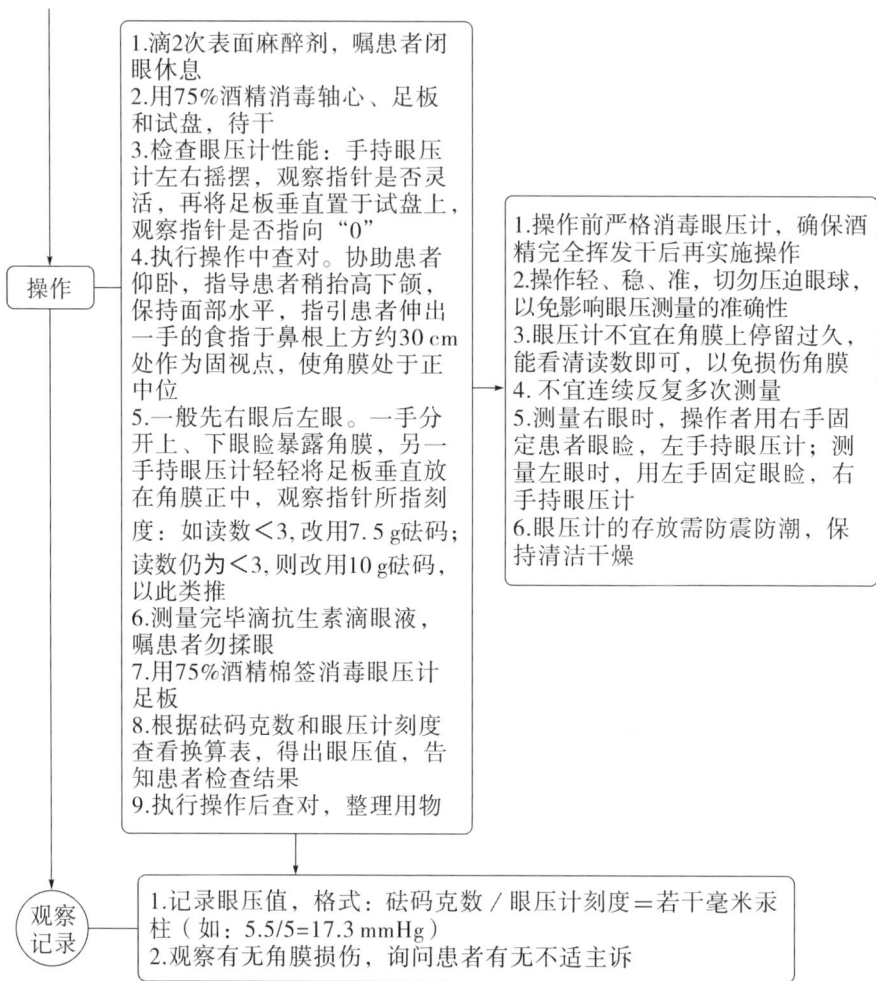

Schiotz 压陷式眼压计测量法操作考核评分标准

项目		质量标准	分值
操作前（20分）	操作者仪态（3分）	着装规范	1
		洗手、戴口罩	2
	核对（5分）	正确识别患者身份	2
		查对治疗单/门诊医嘱、姓名、眼别	3

（续上表）

项目		质量标准	分值
操作前（20分）	评估和告知（7分）	评估：基本资料、过敏史、专科症状及体征，有无角膜病损、有无眼表分泌物等	3
		告知：操作目的、注意事项及配合方法	4
	准备（5分）	用物：表面麻醉剂、抗生素滴眼液、Schiotz眼压计、棉签、75%酒精，用物在有效期内	3
		环境：整洁、宽敞、无干扰	2
操作步骤（55分）	体位指导（2分）	患者取仰卧位	2
	表面麻醉（3分）	按结膜囊给药法滴2次表面麻醉剂	3
	校准及消毒（8分）	安装眼压计，检查眼压计性能和指针位置	5
		用75%酒精消毒轴心、足板和试盘，待干	3
	操作中核对（3分）	患者姓名、眼别	3
	测压（22分）	指导患者稍抬高下颌，保持面部水平，保持固视	3
		一手分开上、下眼睑暴露角膜，另一手持眼压计轻轻将足板垂直放在角膜正中，观察指针所指刻度	5
		根据实际情况选择砝码，直至能够有效测量并读取刻度值	4
		测量完毕滴抗生素滴眼液	2
		手消毒	2
		查换算表，得出眼压值	3
		签名并记录眼别和眼压	3
	操作后核对（3分）	患者姓名、床号、住院号/门诊号、眼别	3

（续上表）

项目		质量标准	分值
操作步骤（55分）	整理（8分）	用75%酒精棉签消毒眼压计足板，待干备用	5
		手卫生及用物处理符合规范	3
	健康教育（6分）	告知眼压的正常值范围	3
		能结合患者的病情对眼压情况进行宣教和解释	3
评价（25分）	临床思维能力（5分）	专科症状与体征的评估能够反映病情	5
	相关知识（15分）	能正确阐述Schiotz压陷式眼压计测量的原理和目的	8
		能正确说出正常眼压值和眼压相关的生理知识	7
	态度、沟通（2分）	态度认真，关心患者，注意患者的舒适与安全	2
	操作时间（3分）	<10 min	3

第七节　眼部包扎法

【概述】

眼部包扎是使用无菌纱块、绷带或特殊敷料以无压或加压的方式覆盖在眼球或眼部伤口上方，以达到保护眼球/伤口、保持伤口清洁和局部加压止血等目的，多用于眼部治疗、手术后或眼外伤等患者。根据包扎目的和患者术式、伤口类型的不同，一般有以下几种包扎方法：

（1）眼垫/纱块遮盖法：这种方法主要用于眼表及内眼手术术后的包封，也是眼科最常用的眼部包扎方式。

（2）绷带加压包扎法：通过绷带多层缠绕在伤口周围加压，以起到止血、促进伤口愈合等作用，多用于眼眶手术、深层眼睑裂伤缝合后或眼球摘除手术等。

【目标】

一、知识目标

1. 能正确阐述眼部包扎的目的。

2. 能正确说出眼部包扎的方法及适应证。

二、能力目标

1. 能运用临床思维评估患者病情，选择正确的眼部包扎方法。

2. 按患者病情要求，正确规范完成或者协助医生完成眼部绷带包扎的操作。

三、素质目标

注重同患者的沟通交流与人文关怀，提供健康教育。

【评价】

1. 态度亲切，与患者沟通良好，动作轻柔、连贯，程序清晰、规范。

2. 包扎方式正确，眼部绷带包扎的相关理论知识掌握全面。

3. 对患者宣教效果良好。

4. 绷带压力适宜，患者舒适，未出现皮肤压力性损伤。

【步骤及要点说明】

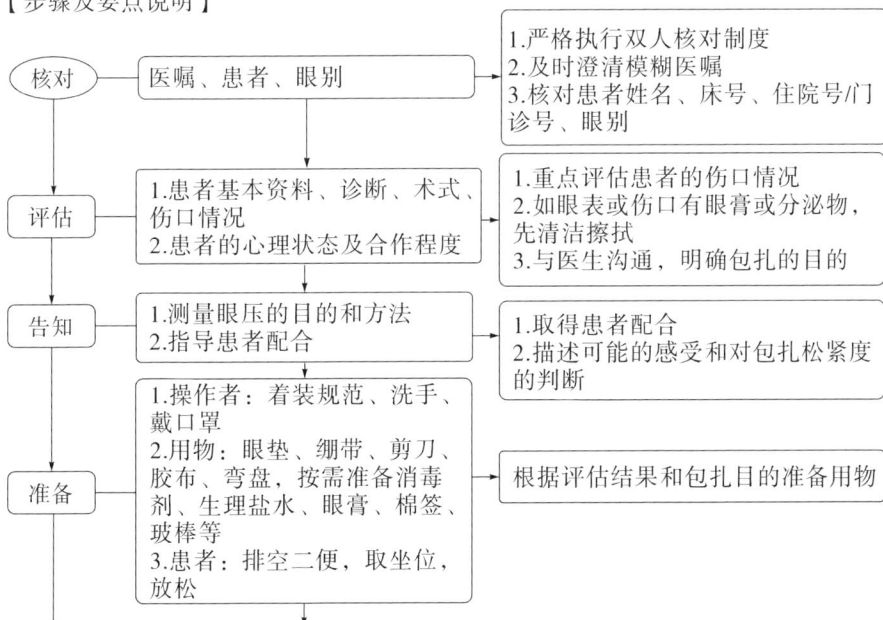

核对	医嘱、患者、眼别	1.严格执行双人核对制度 2.及时澄清模糊医嘱 3.核对患者姓名、床号、住院号/门诊号、眼别
评估	1.患者基本资料、诊断、术式、伤口情况 2.患者的心理状态及合作程度	1.重点评估患者的伤口情况 2.如眼表或伤口有眼膏或分泌物，先清洁擦拭 3.与医生沟通，明确包扎的目的
告知	1.测量眼压的目的和方法 2.指导患者配合	1.取得患者配合 2.描述可能的感受和对包扎松紧度的判断
准备	1.操作者：着装规范、洗手、戴口罩 2.用物：眼垫、绷带、剪刀、胶布、弯盘，按需准备消毒剂、生理盐水、眼膏、棉签、玻棒等 3.患者：排空二便，取坐位，放松	根据评估结果和包扎目的准备用物

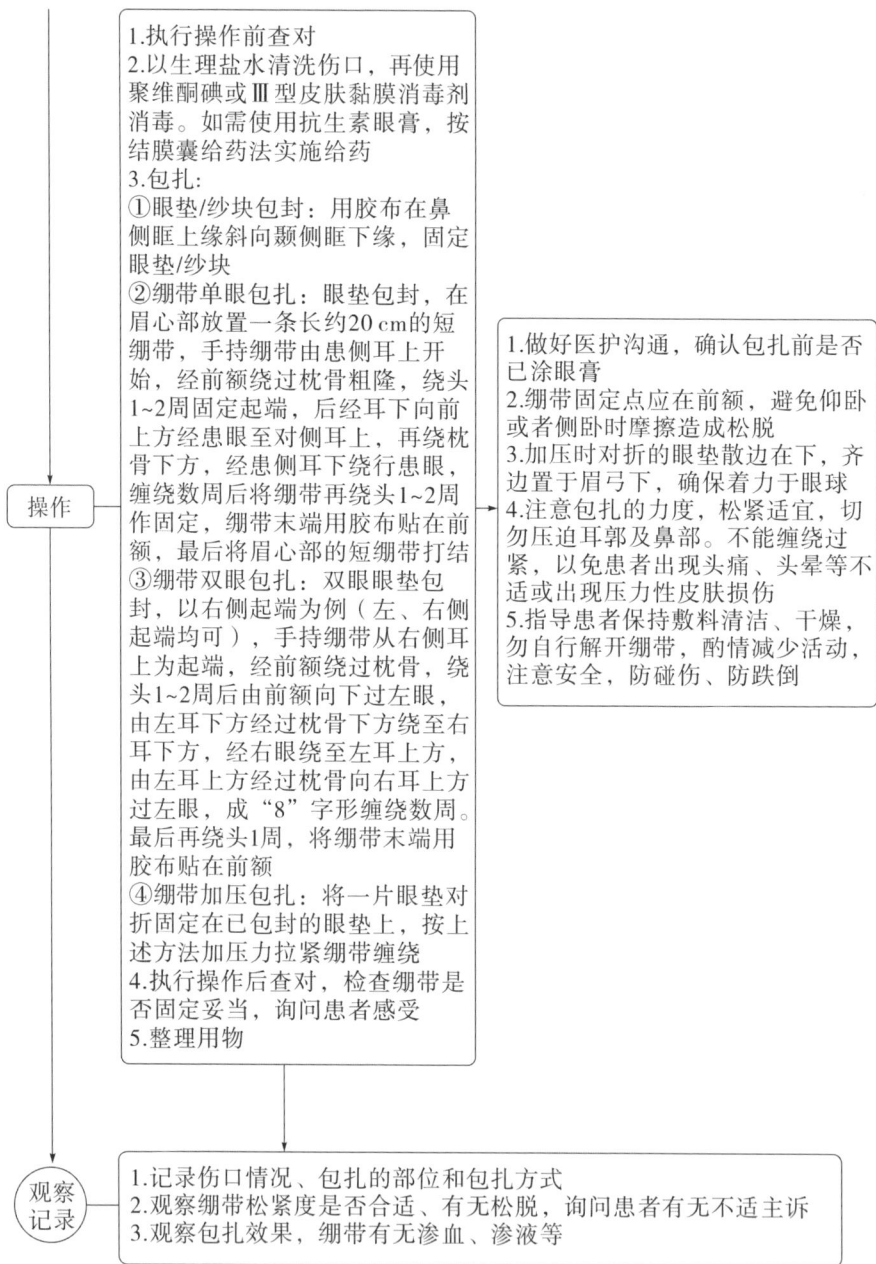

操作

1.执行操作前查对

2.以生理盐水清洗伤口，再使用聚维酮碘或Ⅲ型皮肤黏膜消毒剂消毒。如需使用抗生素眼膏，按结膜囊给药法实施给药

3.包扎：

①眼垫/纱块包封：用胶布在鼻侧眶上缘斜向颞侧眶下缘，固定眼垫/纱块

②绷带单眼包扎：眼垫包封，在眉心部放置一条长约20 cm的短绷带，手持绷带由患侧耳上开始，经前额绕过枕骨粗隆，绕头1~2周固定起端，后经耳下向前上方经患眼至对侧耳上，再绕枕骨下方，经患侧耳下绕行患眼，缠绕数周后将绷带再绕头1~2周作固定，绷带末端用胶布贴在前额，最后将眉心部的短绷带打结

③绷带双眼包扎：双眼眼垫包封，以右侧起端为例（左、右侧起端均可），手持绷带从右侧耳上为起端，经前额绕过枕骨，绕头1~2周后由前额向下过左眼，由左耳下方经过枕骨下方绕至右耳下方，经右眼绕至左耳上方，由左耳上方经过枕骨向右耳上方过左眼，成"8"字形缠绕数周。最后再绕头1周，将绷带末端用胶布贴在前额

④绷带加压包扎：将一片眼垫对折固定在已包封的眼垫上，按上述方法加压力拉紧绷带缠绕

4.执行操作后查对，检查绷带是否固定妥当，询问患者感受

5.整理用物

1.做好医护沟通，确认包扎前是否已涂眼膏

2.绷带固定点应在前额，避免仰卧或者侧卧时摩擦造成松脱

3.加压时对折的眼垫散边在下，齐边置于眉弓下，确保着力于眼球

4.注意包扎的力度，松紧适宜，切勿压迫耳郭及鼻部。不能缠绕过紧，以免患者出现头痛、头晕等不适或出现压力性皮肤损伤

5.指导患者保持敷料清洁、干燥，勿自行解开绷带，酌情减少活动，注意安全，防碰伤、防跌倒

观察记录

1.记录伤口情况、包扎的部位和包扎方式

2.观察绷带松紧度是否合适、有无松脱，询问患者有无不适主诉

3.观察包扎效果，绷带有无渗血、渗液等

眼部包扎法操作考核评分标准

项目		质量标准	分值
操作前 （20分）	操作者仪态 （3分）	着装规范	1
		洗手、戴口罩	2
	核对 （6分）	正确识别患者身份	3
		核对治疗单、患者信息、眼别和包扎方式	3
	评估和告知 （7分）	评估：患者基本资料、诊断、术式、伤口情况、包扎目的、心理状态及合作程度	4
		告知：包扎的目的及配合的注意事项	3
	准备 （4分）	用物：眼垫、绷带、剪刀、胶布、弯盘，按需准备消毒剂、生理盐水、眼膏、棉签、玻棒等，用物在有效期内	3
		环境：宽敞、安静	1
操作步骤 （55分）	操作中核对 （3分）	患者姓名、眼别、包扎方法	3
	伤口处理 （9分）	先清洗伤口再进行消毒，无眼膏或分泌物残留	6
		结膜囊给药方式正确、规范	3
	包扎 （30分）	指导患者取坐位，头略后仰	2
		包扎方式及手法正确	10
		绷带起点及固定点正确	5
		绷带松紧度合适、外观整洁	5
		无耳郭、鼻部受压	4
		未压迫健眼	4
	操作后核对 （3分）	患者姓名、床号、住院号/门诊号、眼别	3
	健康教育 （6分）	告知包扎后的注意事项	3
		根据患者实际情况进行安全指导	3
	整理 （4分）	用物处理符合规范	2
		手卫生执行符合规范	2

（续上表）

项目		质量标准	分值
评价（25分）	临床思维能力（10分）	能运用临床思维评估患者病情，选择正确的眼部包扎方法	10
	相关知识（10分）	能正确阐述眼部包扎的目的	5
		能正确说出眼部包扎的方法及适应证	5
	态度与沟通（2分）	态度认真，关心患者，注意患者的舒适与安全	2
	操作时间（3分）	<15 min	3

第八节　颞浅动脉旁皮下注射法

【概述】

颞浅动脉旁皮下注射是眼科一种常用的局部注射给药法，使用注射器将药液注入患者颞部的皮下，能够提高眼部的血药浓度，多用于缺血性眼部病变的治疗。

【目标】

一、知识目标

1. 能正确阐述颞浅动脉旁皮下注射的方法和目的。

2. 能正确说出注射部位的范围。

二、能力目标

1. 能运用临床思维评估患者的病情，规范完成颞浅动脉旁皮下注射的操作。

2. 能预见性地做好并发症的预防。

三、素质目标

1. 注重同患者的沟通交流与人文关怀，提供健康教育。

2. 动作轻柔，对于有恐惧心理的患者，注射前充分做好心理安慰。

【评价】

1．态度亲切，与患者沟通良好，动作轻柔、连贯，程序清晰、规范。

2．颞浅动脉旁皮下注射的相关理论知识掌握全面。

3．对患者宣教效果良好。

4．未出现注射相关的并发症。

【步骤及要点说明】

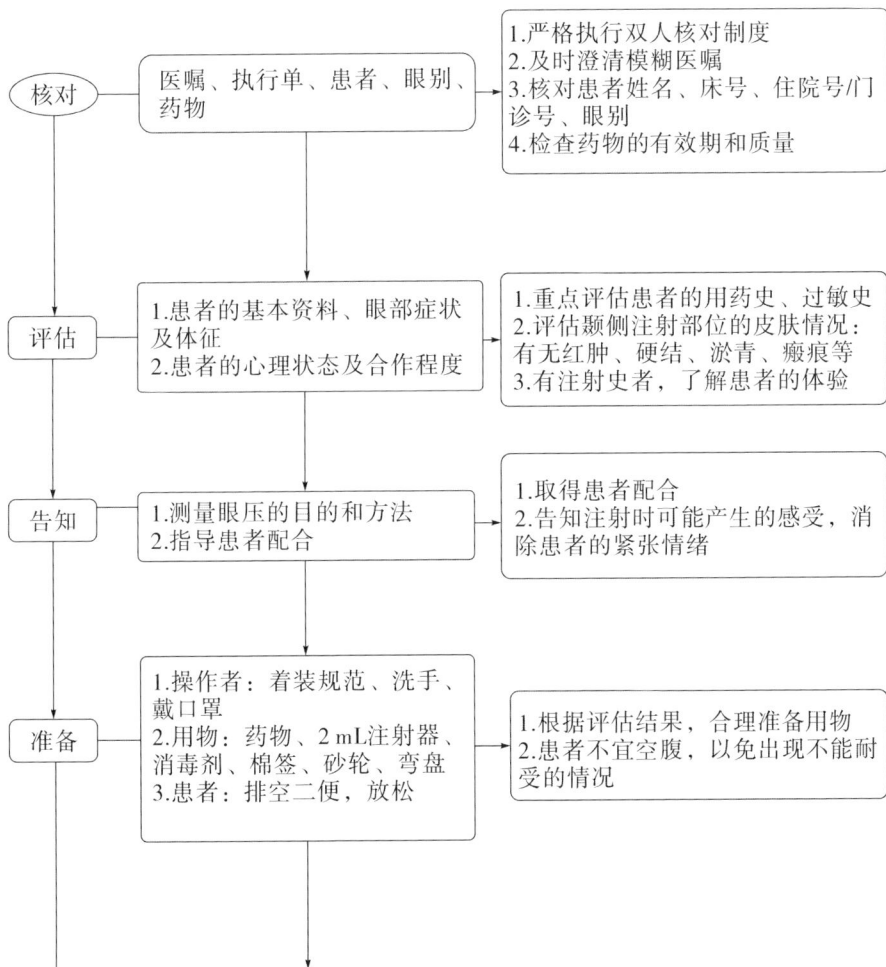

核对	医嘱、执行单、患者、眼别、药物	1.严格执行双人核对制度 2.及时澄清模糊医嘱 3.核对患者姓名、床号、住院号/门诊号、眼别 4.检查药物的有效期和质量
评估	1.患者的基本资料、眼部症状及体征 2.患者的心理状态及合作程度	1.重点评估患者的用药史、过敏史 2.评估颞侧注射部位的皮肤情况：有无红肿、硬结、淤青、瘢痕等 3.有注射史者，了解患者的体验
告知	1.测量眼压的目的和方法 2.指导患者配合	1.取得患者配合 2.告知注射时可能产生的感受，消除患者的紧张情绪
准备	1.操作者：着装规范、洗手、戴口罩 2.用物：药物、2 mL注射器、消毒剂、棉签、砂轮、弯盘 3.患者：排空二便，放松	1.根据评估结果，合理准备用物 2.患者不宜空腹，以免出现不能耐受的情况

操作

1.协助患者仰卧，头偏向对侧并保持固定
2.定位：眉弓（眉梢上1 cm）、发际缘、耳前发际缘、颧弓（眶下缘外部）四点连线间的4 cm×5 cm范围
3.触摸颞浅动脉搏动处，嘱患者闭眼，以搏动点为中心消毒皮肤，消毒范围不小于4 cm×5 cm
4.执行操作中查对。戴手套，一手以棉签拉紧皮肤，另一手持针避开颞浅动脉呈30°~40°进入皮下，回抽无回血后缓慢推注药物，即见局部隆起
5.药液推注完毕，拔针
6.询问患者有无不适主诉，指导患者以棉签轻轻按压注射点3~5 min，告知注意事项
7.执行操作后核对，在执行单上签名
8.整理用物

1.定位准确，注射点应避开颞浅动脉
2.皮肤消毒时应避免消毒液入眼造成角膜损伤
3.进针方向不宜朝向眼球，深度不宜过深，一般不超过1 cm
4.注射速度不宜过快，应保持匀速缓慢，同时观察患者反应
5.如为注射复方樟柳碱注射液，因其中含有普鲁卡因成分，注射时应先推注0.2~0.5 mL，停留5 sec左右，再继续推注剩余药液，这有助于减轻患者的疼痛
6.嘱患者不可用力按压注射部位的皮丘，以免药液溢出
7.告知患者若出现面色潮红、头晕等不适，一般卧床休息20~30 min后可缓解
8.若需长期注射，应轮换进针点，这有助于减轻患者的疼痛及减少对注射部位的损伤

观察记录

1.门诊患者注射后应20 min，无不适方可离院
2.局部隆起处的药液15~30 min可完全吸收，观察患者注射后有无局部出血、面色潮红、头晕、心动过缓等不适，及时记录

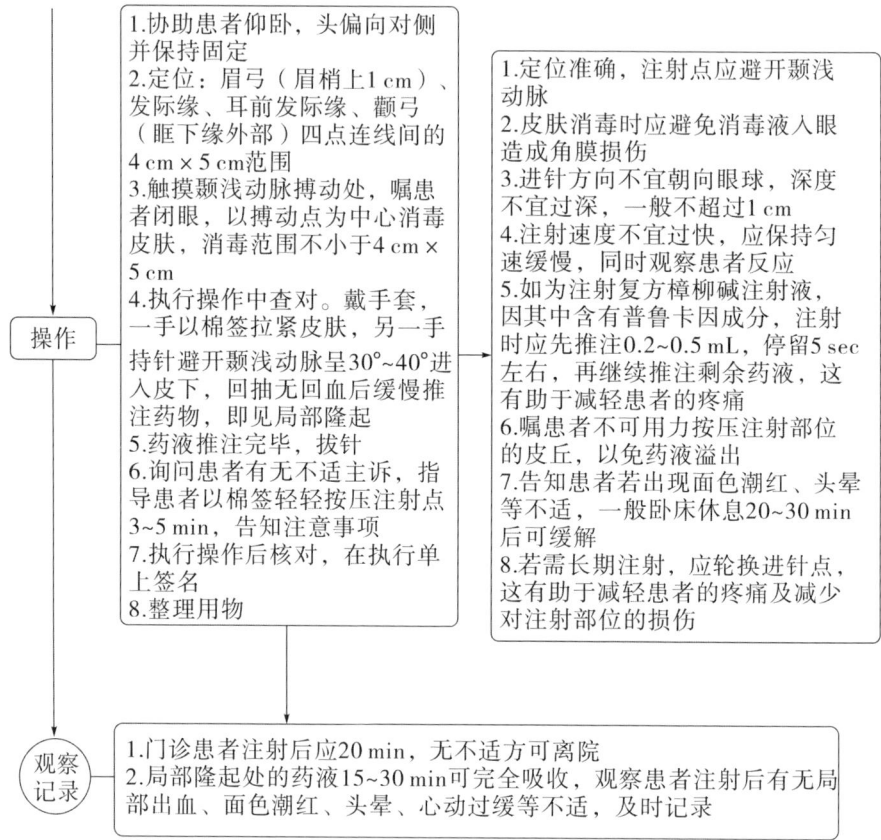

颞浅动脉旁皮下注射法操作考核评分标准

项目		质量标准	分值
操作前（20分）	操作者仪态（3分）	着装规范	1
		洗手、戴口罩	2
	核对（6分）	正确识别患者身份	3
		核对注射单、眼别、药物	3
	评估和告知（7分）	评估：用药史、过敏史，注射部位的皮肤情况，了解患者的心理状况和配合程度	3
		告知：药物作用、配合注意事项及可能的感受	4

（续上表）

项目		质量标准	分值
操作前 （20分）	准备 （4分）	用物：药物、2 mL注射器、消毒剂、棉签、砂轮、弯盘，用物在有效期内	2
		环境：宽敞、安全，避免干扰	2
操作步骤 （55分）	体位指导 （5分）	协助患者仰卧，头偏向对侧	5
	操作中核对 （5分）	患者姓名、眼别、药品、剂量	5
	注射 （30分）	触摸颞浅动脉搏动处，定位，范围正确	5
		嘱患者闭眼，以搏动点为中心消毒皮肤，消毒范围不小于4 cm×5 cm	5
		操作者戴手套	3
		一手以棉签拉紧皮肤，另一手持针避开颞浅动脉呈30°~40°进入皮下，回抽无回血后缓慢推注药液，观察局部有无隆起，观察患者有无不耐受等反应	10
		注射完毕，拔针，指导患者以棉签轻压注射点3~5 min	5
		询问患者有无不适	2
	操作后核对 （5分）	患者姓名、床号、住院号/门诊号、眼别	5
	健康教育 （5分）	对注意事项的讲解，患者能理解配合	3
		能结合患者的病情对治疗情况进行宣教和解释	2
	整理 （5分）	用物处理符合规范	2
		手卫生执行符合规范	3
评价 （25分）	临床思维能力（10分）	对患者的评估能体现临床思维	5
		能结合实际情况规范完成颞浅动脉旁皮下注射的操作	5
	相关知识 （10分）	能正确说出颞浅动脉旁皮下注射的给药方法和目的	5
		能正确辨识注射范围	5

（续上表）

项目		质量标准	分值
评价 （25分）	态度、沟通 （2分）	态度认真，关心患者，注意患者的舒适与安全	2
	操作时间 （3分）	<5 min	3

第九节　球结膜下注射法

【概述】

球结膜下注射是眼科常用的一种局部注射给药法。球结膜血管丰富，在表面麻醉下使用注射器将药物注入球结膜下层，能够延长提高药物在眼部的作用时间，有利于提高局部的药物浓度，多用于眼前段疾病的治疗或眼部手术的局部浸润麻醉，常用药物有抗生素、皮质类固醇、散瞳剂、麻醉剂等。

【目标】

一、知识目标

1. 能正确阐述球结膜下注射的目的。

2. 能正确选择注射部位。

3. 能正确说出药物作用、副作用及观察要点。

二、能力目标

1. 能运用临床思维评估患者病情，按患者病情要求，正确规范完成球结膜下注射的操作。

2. 能有效预防相关并发症的发生。

三、素质目标

1. 注重同患者的沟通交流与人文关怀，提供健康教育。

2. 动作轻柔，能安抚患者的紧张情绪。

【评价】

1. 态度亲切，与患者沟通良好，动作轻柔、连贯，程序清晰、规范。
2. 球结膜下注射的相关理论知识掌握全面。
3. 对患者宣教效果良好。
4. 未出现眼表损伤及注射相关的并发症。

【步骤及要点说明】

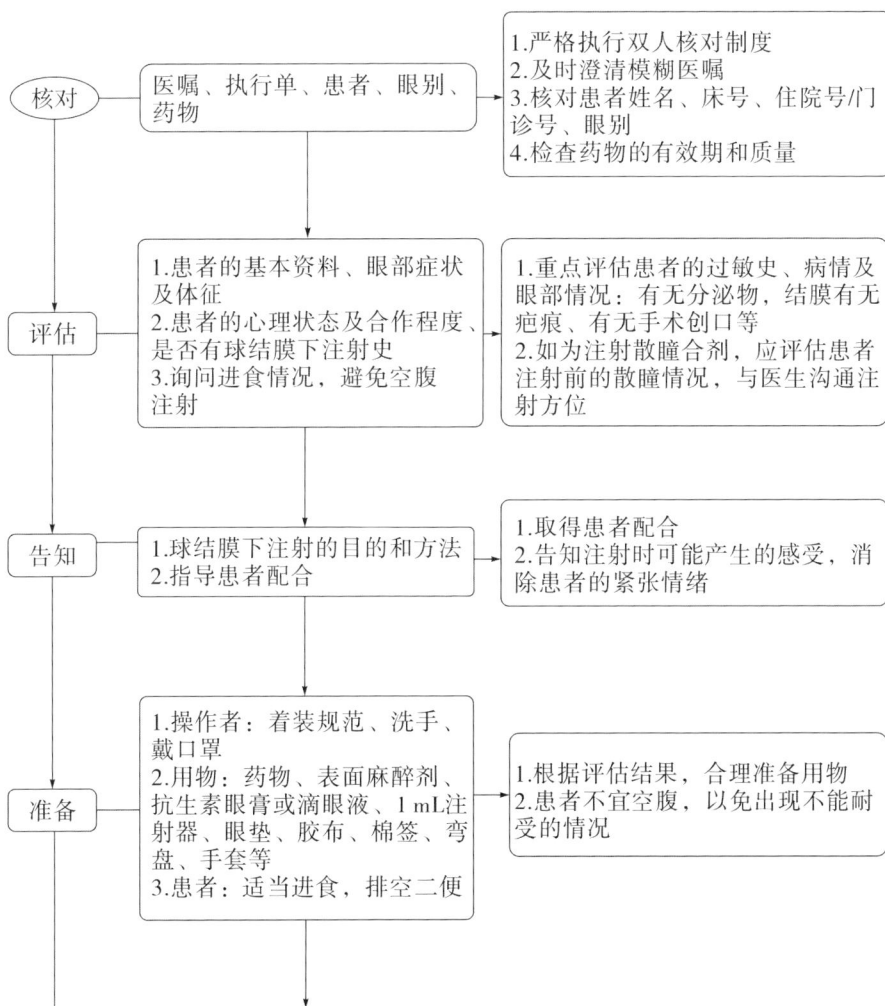

核对	医嘱、执行单、患者、眼别、药物	1.严格执行双人核对制度 2.及时澄清模糊医嘱 3.核对患者姓名、床号、住院号/门诊号、眼别 4.检查药物的有效期和质量
评估	1.患者的基本资料、眼部症状及体征 2.患者的心理状态及合作程度、是否有球结膜下注射史 3.询问进食情况，避免空腹注射	1.重点评估患者的过敏史、病情及眼部情况：有无分泌物，结膜有无疤痕、有无手术创口等 2.如为注射散瞳合剂，应评估患者注射前的散瞳情况，与医生沟通注射方位
告知	1.球结膜下注射的目的和方法 2.指导患者配合	1.取得患者配合 2.告知注射时可能产生的感受，消除患者的紧张情绪
准备	1.操作者：着装规范、洗手、戴口罩 2.用物：药物、表面麻醉剂、抗生素眼膏或滴眼液、1 mL注射器、眼垫、胶布、棉签、弯盘、手套等 3.患者：适当进食，排空二便	1.根据评估结果，合理准备用物 2.患者不宜空腹，以免出现不能耐受的情况

操作

1. 滴表面麻醉剂3次，充分麻醉
2. 明确注射方位，如注射方位无明确要求，一般选择颞侧下穹隆部球结膜
3. 患者仰卧，伸出一手的食指作为固视点，指导患者固视手指，保持头位及眼位固定不动
4. 执行操作中查对。操作者戴手套，一手用棉签拉开眼睑，充分暴露注射部位，另一手持注射器在注射方位距角膜缘5~6 mm处与眼球表面呈10°~15°进针
5. 确认针头进入球结膜下方后，轻轻挑起球结膜，缓慢注入药物，即见结膜下鱼泡状隆起
6. 药液推注完毕，轻轻退针
7. 按医嘱涂眼膏或滴眼，用眼垫或纱块包眼，嘱患者勿揉擦患眼
8. 执行操作后查对，签名
9. 整理用物

1. 眼部分泌物较多时，应先按结膜囊冲洗法清洁结膜囊
2. 对注射部位暴露不充分、眼球颤动、不能固视或不合作者，可使用开睑器拉开眼睑或用固定镊固定眼球后再行注射
3. 进针前应调整针尖斜面，保持针尖斜面向上进针，确定针尖斜面在结膜下才推注药物
4. 进针点应避开血管，以免引起结膜血管破裂出血
5. 多次注射时，应变换注射部位，以免结膜疤痕形成
6. 注射混悬液药物时，应选择合适的针头
7. 操作过程中应注意对患者眼位的指导
8. 全程观察患者的反应，如出现面色苍白、大汗淋漓等情况，应及时停止操作并进行相应处理

观察记录

1. 门诊患者注射后应观察20 min，无不适方可离院
2. 观察患者注射后有无不适主诉，及时记录
3. 如为注射散瞳合剂，应观察散瞳效果并记录

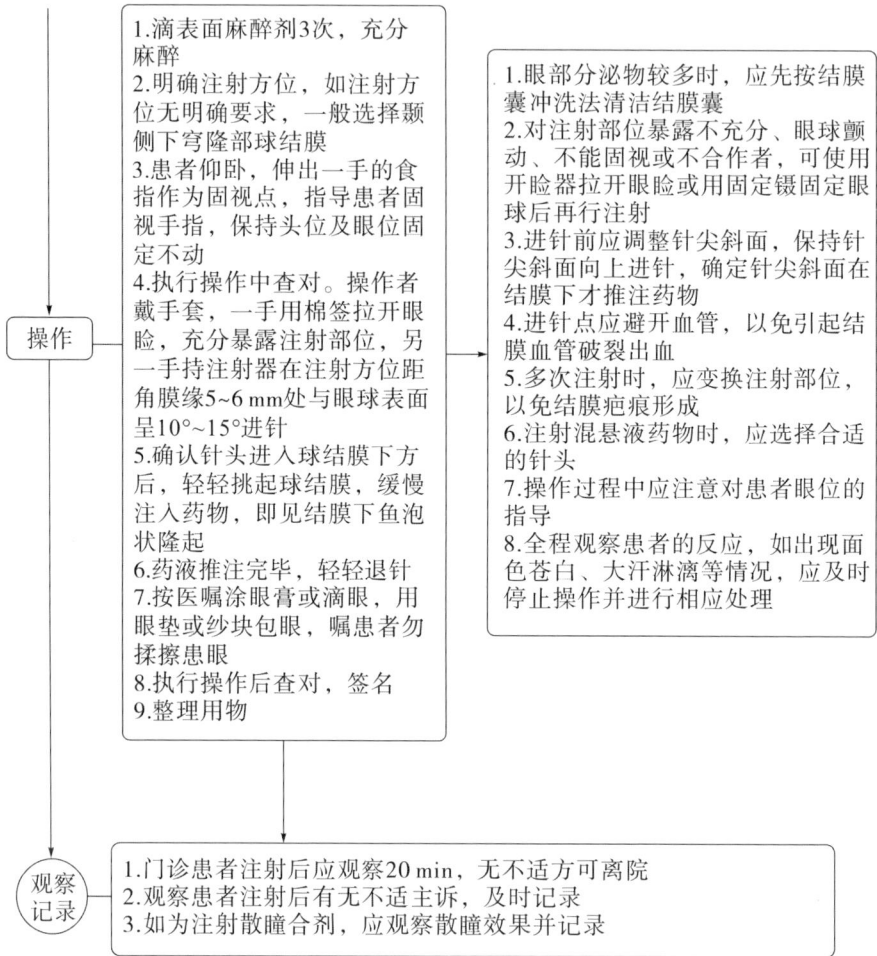

球结膜下注射法操作考核评分标准

项目		质量标准	分值
操作前（20分）	操作者仪态（3分）	着装规范	1
		洗手、戴口罩	2
	核对（5分）	正确识别患者身份	3
		核对注射单、眼别、药物	2

（续上表）

项目		质量标准	分值
操作前（20分）	评估和告知（7分）	评估：患者的基本资料、眼部症状及体征、球结膜情况、合作程度和心理状况	4
		告知：球结膜注射的目的与配合注意事项	3
	准备（5分）	用物：药物、表面麻醉剂、抗生素眼膏或滴眼液、1 mL注射器、眼垫、胶布、棉签、弯盘、手套等，用物在有效期内	2
		环境：宽敞、安全、安静无干扰	3
操作步骤（55分）	体位指导（2分）	指导患者取仰卧位，放松	2
	操作中核对（5分）	患者姓名、眼别、药品	5
	表面麻醉（3分）	注射眼按结膜囊给药法滴3次表面麻醉剂	3
	注射（30分）	指导患者固视，保持头位及眼位固定不动	5
		操作者戴手套	3
		一手用棉签拉开眼睑，充分暴露注射部位，另一手持注射器在注射方位距角膜缘 5～6 mm 处与眼球表面呈10°～15°进针	10
		确认针头进入球结膜下方后，轻轻挑起球结膜，缓慢注入药物，观察结膜下有无鱼泡状隆起，同时观察患者有无不耐受等反应	5
		药液推注完毕，轻轻退针	2
		按医嘱涂眼膏或滴眼，用眼垫或纱块包眼	5
	操作后核对（5分）	患者姓名、床号、住院号/门诊号、眼别	5

（续上表）

项目		质量标准	分值
操作步骤（55分）	健康教育（5分）	对注意事项的讲解，患者能理解配合	3
		结合患者的病情对治疗情况进行宣教和解释	2
	整理（5分）	用物处理符合规范	2
		手卫生执行符合规范	3
评价（25分）	临床思维能力（10分）	能运用临床思维评估患者病情，按患者病情要求，正确规范完成球结膜下注射的操作	10
	相关知识（10分）	能正确阐述球结膜下注射的治疗目的及相关并发症	5
		能正确说出药物作用、副作用及观察要点	5
	态度、沟通（2）	态度认真，关心患者，注意患者的舒适与安全	2
	操作时间（3）	<5 min	3

第十节　结膜缝线拆除术

【概述】

结膜缝线拆除是一种在裂隙灯显微镜下精准定位，在表面麻醉下使用眼科显微器械将结膜缝线安全拆除的护理技术，目的是促进术后结膜结构的恢复，解除因缝线存在引起的异物感。

【目标】

一、知识目标

1. 能正确阐述结膜缝线拆除的目的。

2. 能针对不同类型的手术伤口正确说出结膜缝线拆除的注意事项。

二、能力目标

1. 结合患者的术式和病情，正确规范完成结膜缝线拆除术。

2. 能有效预防相关并发症的发生。

三、素质目标

1. 注重同患者的沟通交流与人文关怀，提供健康教育。

2. 动作轻柔，能安抚患者的紧张情绪。

【评价】

1. 态度亲切，与患者沟通良好，动作轻柔、连贯，程序清晰、规范。

2. 结膜缝线拆除的相关理论知识掌握全面。

3. 对患者宣教效果良好。

4. 未出现眼球损伤或操作相关的并发症。

【步骤及要点说明】

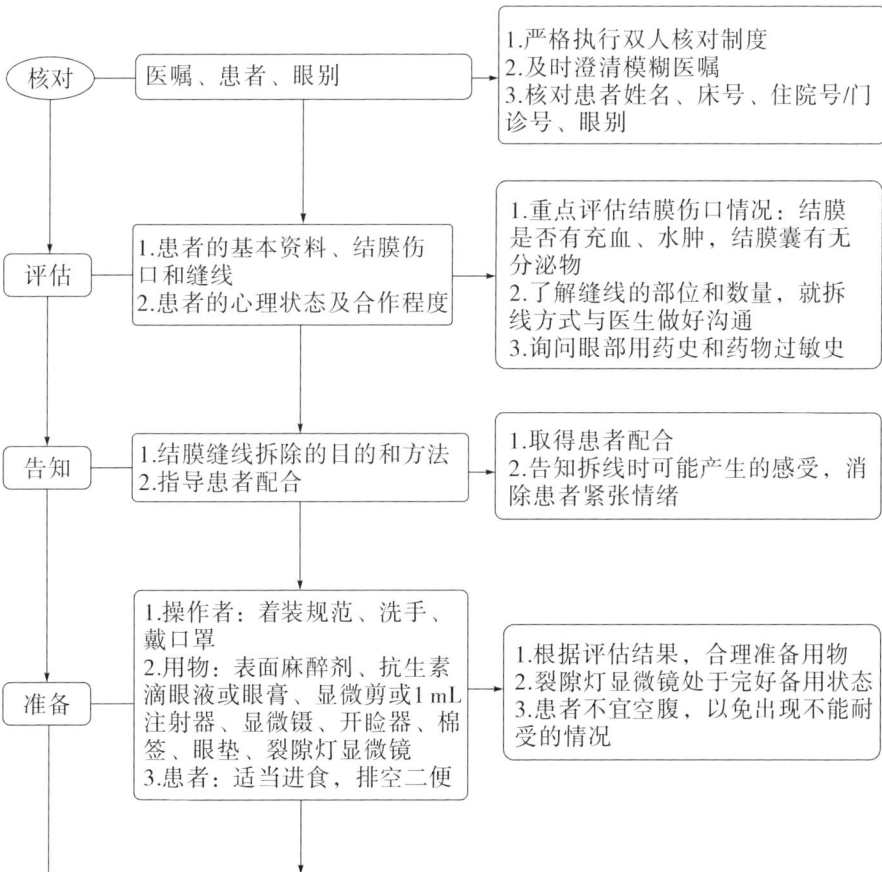

核对	医嘱、患者、眼别	1.严格执行双人核对制度 2.及时澄清模糊医嘱 3.核对患者姓名、床号、住院号/门诊号、眼别
评估	1.患者的基本资料、结膜伤口和缝线 2.患者的心理状态及合作程度	1.重点评估结膜伤口情况：结膜是否有充血、水肿，结膜囊有无分泌物 2.了解缝线的部位和数量，就拆线方式与医生做好沟通 3.询问眼部用药史和药物过敏史
告知	1.结膜缝线拆除的目的和方法 2.指导患者配合	1.取得患者配合 2.告知拆线时可能产生的感受，消除患者紧张情绪
准备	1.操作者：着装规范、洗手、戴口罩 2.用物：表面麻醉剂、抗生素滴眼液或眼膏、显微剪或1 mL注射器、显微镊、开睑器、棉签、眼垫、裂隙灯显微镜 3.患者：适当进食，排空二便	1.根据评估结果，合理准备用物 2.裂隙灯显微镜处于完好备用状态 3.患者不宜空腹，以免出现不能耐受的情况

操作

1.滴表面麻醉剂2~3次，充分麻醉
2.指引患者坐于裂隙灯前，下颌固定于颌托，额部紧贴前额挡，眼部位于观察平面
3.指导患者保持头位不动，双眼向拆线点的反方向注视。调节裂隙灯，镜下看清拆线区域，观察缝线的位置、形态和数量
4.执行操作中查对。操作者戴手套，一手用显微镊夹起一条缝线，另一手持显微剪或1 mL注射器，用剪尖部或针头斜面切断缝线根部，用显微镊夹出缝线
5.如有多条缝线，按上述方法逐一拆除
6.缝线拆除完毕，滴抗生素滴眼液或涂眼膏，或遵医嘱封包术眼
7.执行操作后查对。指导患者保护术眼，勿揉擦眼睛，不适随诊
8.整理用物

1.如患者睁眼困难或拆线区域暴露不理想，可使用开睑器撑开眼睑
2.操作时动作轻、稳、准，以免损伤眼部组织
3.操作过程中注意对患者的观察和指导，如发现患者脸色苍白、大汗淋漓时，应立即停止操作并做好相应处理
4.如结膜缝线较粗，不宜用注射器针尖，应使用显微剪剪断缝线
5.拆线后注意核对病历记录，检查结膜缝线是否拆除干净，观察拆线部位的结膜伤口有无裂开等异常情况

观察记录

1.在病历中记录拆除缝线的位置和数量
2.观察记录患者结膜伤口有无异常
3.观察记录患者有无不适的主诉

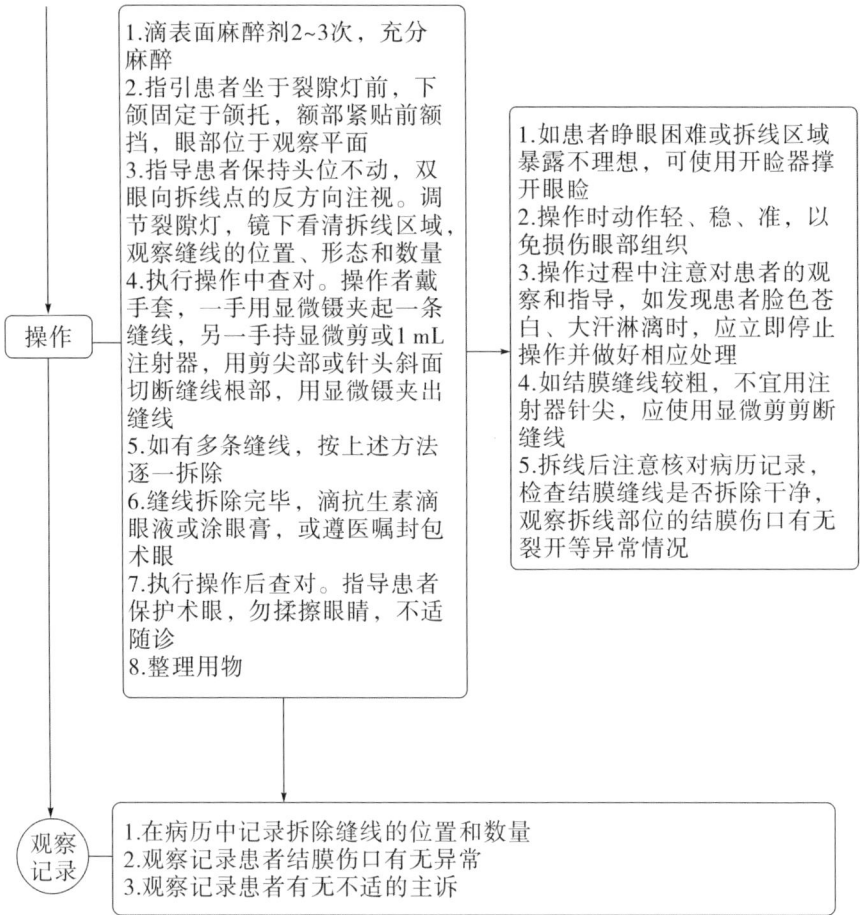

结膜缝线拆除术操作考核评分标准

项目		质量标准	分值
操作前（20分）	操作者仪态（3分）	着装规范	1
		洗手、戴口罩	2
	核对（6分）	正确识别患者身份	3
		核对治疗单、住院号/门诊号、眼别	3

（续上表）

项目		质量标准	分值
操作前（20分）	评估和告知（5分）	评估：基本资料、手术史、病历记录、缝线位置及数量、合作程度、用药史、过敏史等	3
		告知：结膜缝线拆除的目的、方法及注意事项	2
	准备（6分）	用物：表面麻醉剂、抗生素滴眼液或眼膏、显微剪或1 mL注射器、显微镊、开睑器、棉签、眼垫、裂隙灯显微镜，用物在有效期内	3
		环境：宽敞、安全、安静无干扰	3
操作步骤（55分）	表面麻醉（5分）	术眼按结膜囊给药法滴表面麻醉剂2～3次	5
	操作中核对（5分）	患者姓名、眼别	5
	拆除缝线（25分）	协助患者头部固定于裂隙灯颌托，双眼向拆线点的反方向固视。调节裂隙灯，镜下观察缝线的位置、形态和数量	4
		操作者戴手套	3
		一手用显微镊夹起一条缝线，另一手持显微剪或1 mL注射器，用剪尖部或针头斜面切断缝线根部，用显微镊夹出缝线	10
		如有多条缝线，按上述方法逐一拆除，同时观察患者有无不耐受的反应	3
		缝线拆除完毕，检查有无线头残留	3
		术眼滴抗生素滴眼液或涂眼膏后包眼	2
	操作后核对（5分）	患者姓名、病历记录、眼别	5
	健康教育（5分）	对注意事项的讲解，患者能理解配合	3
		结合患者的病情对操作进行宣教和解释	2

（续上表）

项目		质量标准	分值
操作步骤（55分）	整理（5分）	用物处理符合规范	2
		手卫生执行符合规范	3
	记录（5分）	在病历中记录拆除缝线的位置和数量	5
评价（25分）	临床思维能力（10分）	护理评估能体现临床思维	5
		能结合患者的术式和病情，正确实施结膜缝线拆除法	5
	相关知识（10分）	能正确阐述结膜缝线的种类和拆除的注意事项	5
		能正确回答结膜的解剖生理知识	5
	态度、沟通（2分）	态度认真，关心患者，注意患者的舒适与安全	2
	操作时间（3分）	<15 min	3

第十一节　结膜结石剔除术

【概述】

结膜结石是球结膜表面由脱落的上皮细胞和变性的白细胞成分聚集而成的颗粒状黄白色凝结物，造成异物感等不适。结膜结石剔除是在表面麻醉下使用异物针或1 mL注射针头将附着于睑结膜上的结石剔除的操作技术，可减轻患者的异物感，避免引起角膜擦伤。

【目标】

一、知识目标

1. 能正确阐述结膜结石的发生机制。

2. 能正确说出结膜结石剔除的目的。

二、能力目标

1. 结合患者的病情，正确规范完成结膜结石剔除术。

2. 能评估治疗风险并有效预防相关并发症的发生。

三、素质目标

1. 注重同患者的沟通交流与人文关怀，提供健康教育。

2. 动作轻柔，能安抚患者的紧张情绪。

【评价】

1. 态度亲切，与患者沟通良好，动作轻柔、连贯，程序清晰、规范。

2. 结膜结石剔除的相关理论知识掌握全面。

3. 对患者宣教效果良好。

4. 未发生眼部损伤或操作相关的并发症。

【步骤及要点说明】

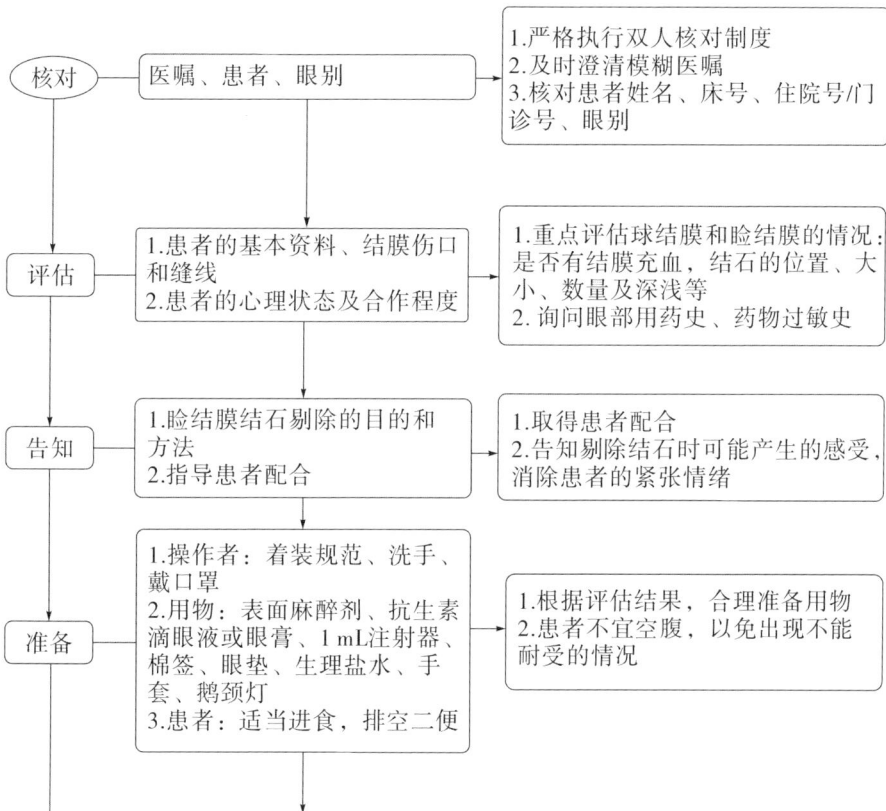

核对	医嘱、患者、眼别	1.严格执行双人核对制度 2.及时澄清模糊医嘱 3.核对患者姓名、床号、住院号/门诊号、眼别
评估	1.患者的基本资料、结膜伤口和缝线 2.患者的心理状态及合作程度	1.重点评估球结膜和睑结膜的情况：是否有结膜充血，结石的位置、大小、数量及深浅等 2.询问眼部用药史、药物过敏史
告知	1.睑结膜结石剔除的目的和方法 2.指导患者配合	1.取得患者配合 2.告知剔除结石时可能产生的感受，消除患者的紧张情绪
准备	1.操作者：着装规范、洗手、戴口罩 2.用物：表面麻醉剂、抗生素滴眼液或眼膏、1 mL注射器、棉签、眼垫、生理盐水、手套、鹅颈灯 3.患者：适当进食，排空二便	1.根据评估结果，合理准备用物 2.患者不宜空腹，以免出现不能耐受的情况

操作

1.滴表面麻醉剂2~3次，充分麻醉
2.协助患者仰卧，执行操作中的查对
3.戴手套，使用棉签拉开眼睑或手法翻眼睑暴露睑结膜面，指导患者眼球朝剔除点的反方向固视
4.一手着力固定眼睑，另一手持1 mL注射器针头，以针尖斜面向上、背离角膜的方向，呈15°~30°逐一剔除结膜面的结石
5.操作过程中，一边剔除，一边用棉签以点蘸的手法拭除脱落的颗粒；如结膜面有少量出血，可用棉签轻轻按压止血
6.保持与患者的沟通，剔除部位变换时，应及时指导患者改变固视方向
7.剔除完毕后，滴抗生素滴眼液，如结石多、位置深、创面较大，涂抗生素眼膏并包眼
8.执行操作后查对。指导患者勿揉擦眼睛，注意眼部卫生
9.整理用物

1.操作时动作轻巧，尽量避开血管，以减少出血
2.进针不可过深，从表浅部开始剔除。如结石较大、位置较深，应调整针尖方向垂直于睑缘，以免造成睑板腺损伤
3.结石数量较多者，可分次剔除，先剔除大而突出结膜面的结石，未突出结膜面且位置较深的结石可不必剔除，尽量减少对睑结膜的损伤
4.剔除上睑结石时，翻转上睑，用食指或棉签固定并着力于上眶缘，指导患者向下注视
5.剔除下睑结石时，用棉签拉开下睑，着力于下眶缘，指导患者向上注视
6.全程观察患者的反应，如其有脸色苍白、出冷汗等不耐受的情况应及时停止操作并进行相应处理

观察记录

1.在病历中记录拆除缝线的位置和数量
2.观察记录患者结膜伤口有无异常
3.观察记录患者有无不适的主诉

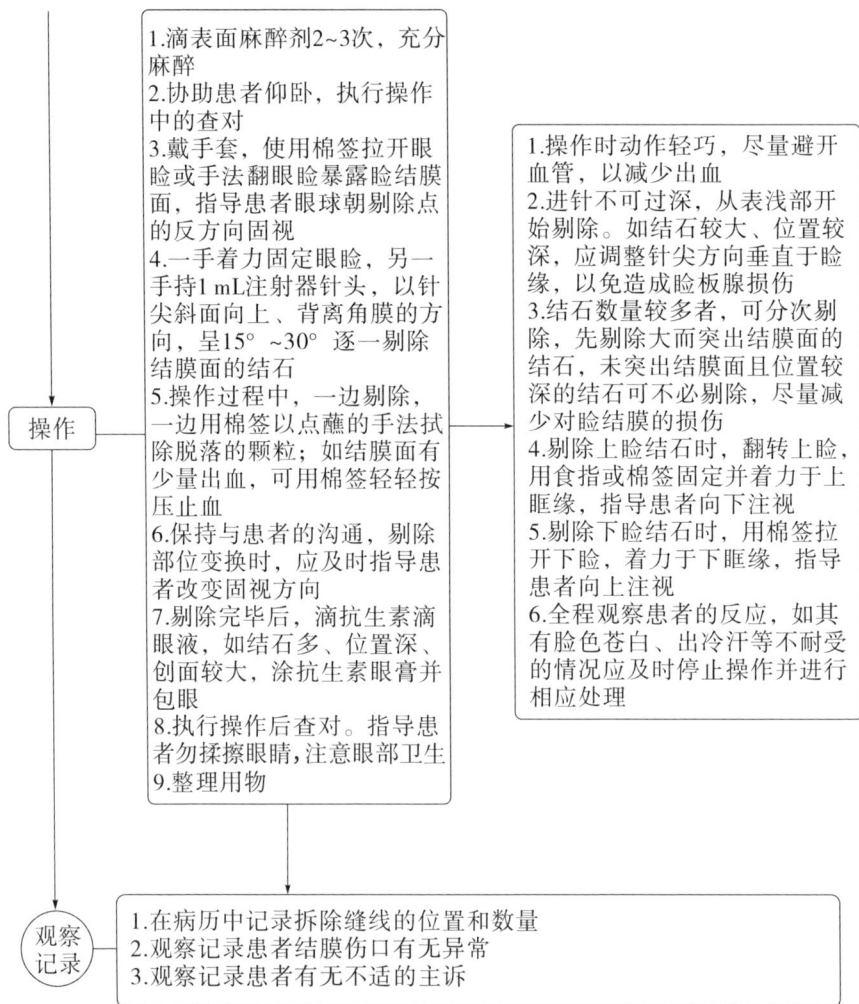

结膜结石剔除术操作考核评分标准

项目		质量标准	分值
操作前（20分）	操作者仪态（3分）	着装规范	1
		洗手、戴口罩	2
	核对（6分）	正确识别患者身份	3
		核对治疗单、门诊号、眼别	3

（续上表）

项目		质量标准	分值
操作前（20分）	评估和告知（5分）	评估：患者基本资料、眼部症状及体征、病历记录、结石的位置和数量、合作程度、用药史、过敏史等	3
		告知：结膜结石剔除的目的、方法和注意事项	2
	准备（6分）	用物：表面麻醉剂、抗生素滴眼液或眼膏、1 mL注射器、棉签、眼垫、生理盐水、手套、鹅颈灯等，用物在有效期内	4
		环境：宽敞、安全、安静无干扰	2
操作步骤（55分）	表面麻醉（3分）	术眼按结膜囊给药法滴表面麻醉剂2~3次	3
	体位指导（2分）	协助取仰卧位，嘱放松	2
	操作中核对（5分）	患者姓名、眼别	5
	结石剔除（25分）	戴手套 暴露术眼睑结膜面，指导患者眼球朝剔除点的反方向固视	2
		一手固定眼睑，另一手持1 mL注射器针头，以针尖斜面向上、背离角膜的方向，呈15°~30°逐一剔除结膜面的结石	8
		一边剔除，一边用棉签以点蘸的手法拭除脱落的颗粒	3
		剔除部位变换时，及时指导患者改变固视方向	3
		观察患者有无不耐受的反应	3
		正确处理结膜面出血的情况	3
		剔除完毕，滴抗生素滴眼液或涂抗生素眼膏后包眼	3
	操作后核对（5分）	患者姓名、床号、住院号/门诊号、眼别	5

（续上表）

项目		质量标准	分值
操作步骤（55分）	健康教育（5分）	对注意事项的讲解，患者能理解配合	3
		结合患者的病情对操作进行宣教和解释	2
	整理（5分）	用物处理符合规范	3
		手卫生执行符合规范	2
	记录（5分）	在病历中记录剔除结膜结石的位置和数量	5
评价（25分）	临床思维能力（10分）	护理评估能体现临床思维	5
		结合患者的病情，正确规范完成结膜结石剔除术	5
	相关知识（10分）	能正确阐述结膜结石的成因、种类和剔除方法	5
		能正确回答结膜的解剖生理知识	5
	态度、沟通（2分）	态度认真，关心患者，注意患者的舒适与安全	2
	操作时间（3分）	<10 min	3

第十二节　睑板腺按摩术

【概述】

睑板腺按摩是一种使用热疗软化睑板腺分泌物，通过外力辅助疏通睑板腺开口、清除睑板腺管内淤积脂状物的护理操作技术，有助于减轻睑板腺阻塞，改善睑板腺的正常形态和分泌排脂功能，从而减轻眼干、异物感等症状，适用于干眼症的治疗。

【目标】

一、知识目标

1. 能说出睑板腺按摩的目的。

2. 能正确描述睑板腺的结构和生理功能。

二、能力目标

准确评估患者的病情，正确规范完成睑板腺按摩。

三、素质目标

1. 注重同患者的沟通交流与人文关怀，提供健康教育。

2. 动作轻柔，能安抚患者的紧张情绪。

【评价】

1. 态度亲切，与患者沟通良好，动作轻柔、连贯，程序清晰、规范。

2. 睑板腺按摩的相关理论知识掌握全面。

3. 对患者宣教效果良好。

4. 未发生眼部损伤。

【步骤及要点说明】

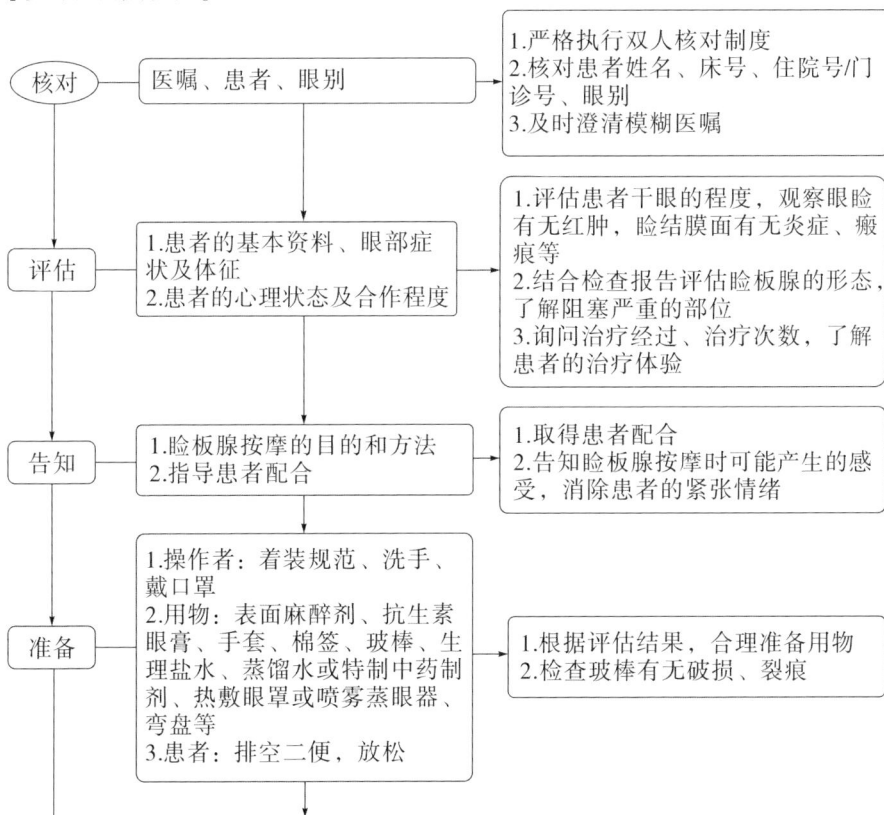

核对	医嘱、患者、眼别	1.严格执行双人核对制度 2.核对患者姓名、床号、住院号/门诊号、眼别 3.及时澄清模糊医嘱
评估	1.患者的基本资料、眼部症状及体征 2.患者的心理状态及合作程度	1.评估患者干眼的程度，观察眼睑有无红肿，睑结膜面有无炎症、瘢痕等 2.结合检查报告评估睑板腺的形态，了解阻塞严重的部位 3.询问治疗经过、治疗次数，了解患者的治疗体验
告知	1.睑板腺按摩的目的和方法 2.指导患者配合	1.取得患者配合 2.告知睑板腺按摩时可能产生的感受，消除患者的紧张情绪
准备	1.操作者：着装规范、洗手、戴口罩 2.用物：表面麻醉剂、抗生素眼膏、手套、棉签、玻棒、生理盐水、蒸馏水或特制中药制剂、热敷眼罩或喷雾蒸眼器、弯盘等 3.患者：排空二便，放松	1.根据评估结果，合理准备用物 2.检查玻棒有无破损、裂痕

操作

1.患者取坐位。打开喷雾蒸眼器,以蒸气熏蒸眼部,温度以40℃~42℃为宜,可根据患者的主观感受适当调节温度
2.熏蒸完毕,滴表面麻醉剂2~3次,充分麻醉
3.执行操作中查对,协助患者仰卧
4.戴手套。手法翻转上眼睑,指导患者向下固视,一手持棉签着力于上眶缘固定,另一手持玻棒从穹隆部开始沿睑板腺导管走行方向向睑缘进行按摩、挤压,每个部位重复3~5次,使脂状物从位于睑缘的睑板腺管开口处排出
5.上眼睑按摩完毕,复位上睑。一手持棉签着力于下眶缘拉开下睑,指导患者向上固视充分暴露睑结膜面,另一手持玻棒同法按摩、挤压下睑
6.拭去挤出的脂状物,用生理盐水棉签清洁睑缘
7.用玻棒将适量抗生素眼膏涂在上、下睑缘处
8.执行操作后查对。提醒患者勿揉擦眼睛,注意眼部卫生
9.整理用物

1.熏蒸过程中,指导患者在闭眼的同时做眨眼动作
2.熏蒸温度以患者能耐受为宜,一般不超过45℃,注意防烫伤
3.操作时动作轻巧,挤压力度要适宜,力度过小则睑板腺导管内分泌物排出不彻底,力度过大易引起眼睑淤肿
4.操作过程中应注意观察患者的反应,做好与患者的沟通和对患者眼位的指导
5.如需在裂隙灯下操作,遵医嘱执行

观察记录

1.记录熏蒸时间和温度
2.记录挤出脂状物的颜色、性质和量
3.询问患者有无不适主诉并记录

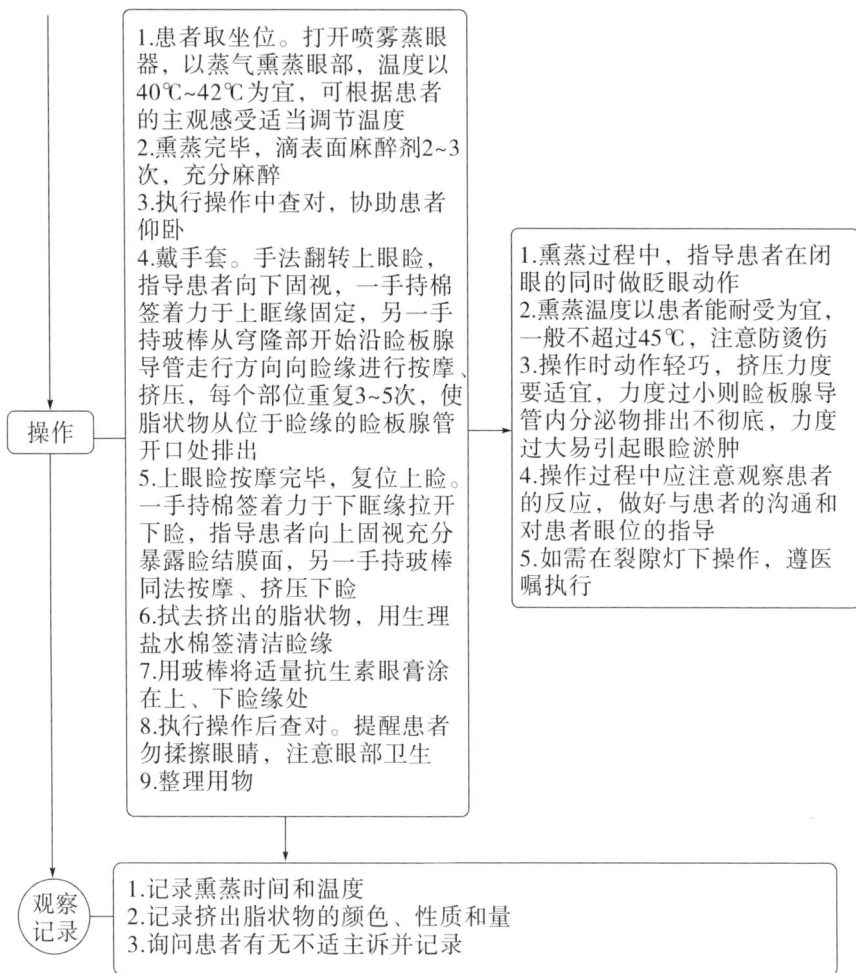

睑板腺按摩术操作考核评分标准

项目		质量标准	分值
操作前 (20分)	操作者仪态 (3分)	着装规范	1
		洗手、戴口罩	2
	核对 (6分)	正确识别患者身份	3
		核对治疗单、住院号/门诊号、眼别	3

（续上表）

项目		质量标准	分值
操作前（20分）	评估和告知（5分）	评估：患者的基本资料、眼部症状及体征、既往治疗情况、合作程度、用药史、过敏史等	3
		告知：操作的目的、方法和注意事项	2
	准备（6分）	用物：表面麻醉剂、抗生素眼膏、手套、棉签、玻棒、生理盐水、蒸馏水或特制中药制剂、热敷眼罩或喷雾蒸眼器、弯盘等，用物在有效期内	4
		环境：宽敞、安全、安静无干扰	2
操作步骤（55分）	眼部熏蒸（5分）	患者取坐位、闭眼，按仪器设定程序熏蒸双眼	5
	操作中核对（5分）	患者姓名、眼别	5
	表面麻醉（3分）	按结膜囊给药法滴表面麻醉剂	3
	睑板腺按摩（22分）	戴手套	2
		手法翻转上眼睑，患者向下固视，一手持棉签固定眼睑，另一手持玻棒从穹隆部开始沿睑板腺导管走行方向向睑缘进行按摩、挤压，挤压完毕复位上睑	5
		一手持棉签拉开下睑，患者向上固视，另一手持玻棒同法按摩、挤压下睑	5
		观察患者有无不耐受的反应及不适主诉	4
		拭去睑缘的脂状物，用生理盐水棉签清洁睑缘	3
		用玻棒将适量抗生素眼膏涂在上、下睑缘处	3
	操作后核对（5分）	患者姓名、床号、住院号/门诊号、眼别	5
	健康教育（5分）	对注意事项的讲解，患者能理解配合	3
		结合患者的病情对操作进行宣教和解释	2

（续上表）

项目		质量标准	分值
操作步骤（55分）	整理（5分）	用物处理符合规范	3
		手卫生执行符合规范	2
	结果记录（5分）	记录熏蒸的时间和温度	2
		记录挤出脂状物的颜色、性质和量	3
评价（25分）	临床思维能力（10分）	护理评估能够体现临床思维	5
		能结合患者的病情规范实施睑板腺按摩	5
	相关知识（10分）	能正确阐述睑板腺功能障碍的常见病因和分类	5
		能正确回答睑板腺的解剖生理知识	5
	态度、沟通（2分）	态度认真，关心患者，注意患者的舒适与安全	2
	操作时间（3分）	<25 min	3

第十三节　睑腺炎（麦粒肿）切开排脓术

【概述】

睑腺炎，俗称麦粒肿，是发生于眼睑皮脂腺或睑板腺的急性化脓性炎症，眼睑皮肤面或睑结膜面靠近睑缘部有硬结形成伴红、肿、热、痛等临床表现。当脓肿形成后，需切开排脓，目的是减轻炎症反应，促进炎症吸收，恢复局部组织的形态和功能。

【目标】

一、知识目标

1. 能正确阐述睑腺炎（麦粒肿）切开排脓的目的。

2. 能正确说出实施睑腺炎（麦粒肿）切开排脓的适应证和禁忌证。

3. 能结合眼睑的解剖结构阐述切口制作的原则。

二、能力目标

1. 护理评估能体现临床思维，评估重点明确。

2. 能正确规范地完成睑腺炎（麦粒肿）切开排脓的操作。

三、素质目标

1. 注重同患者的沟通交流与人文关怀，提供健康教育。

2. 动作轻柔，能安抚患者的紧张情绪。

【评价】

1. 态度亲切，与患者良好沟通，动作轻柔、连贯，程序清晰、规范。

2. 睑腺炎（麦粒肿）切开排脓的理论知识掌握全面。

3. 对患者的宣教效果良好。

4. 未发生眼部损伤和操作相关的并发症。

【步骤及要点说明】

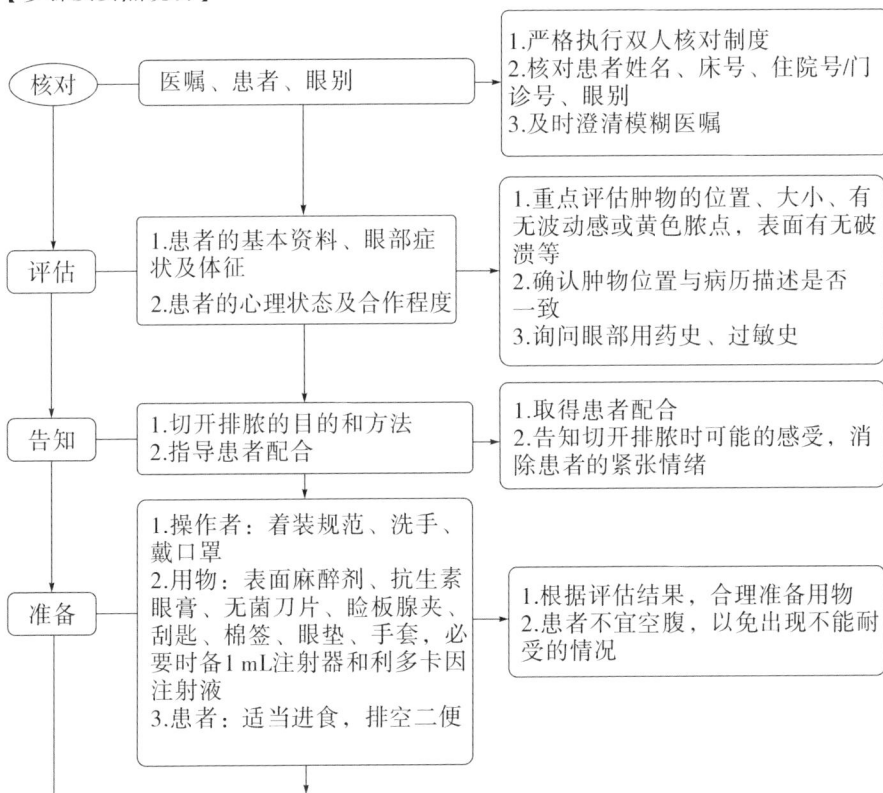

核对	医嘱、患者、眼别	1.严格执行双人核对制度 2.核对患者姓名、床号、住院号/门诊号、眼别 3.及时澄清模糊医嘱
评估	1.患者的基本资料、眼部症状及体征 2.患者的心理状态及合作程度	1.重点评估肿物的位置、大小、有无波动感或黄色脓点，表面有无破溃等 2.确认肿物位置与病历描述是否一致 3.询问眼部用药史、过敏史
告知	1.切开排脓的目的和方法 2.指导患者配合	1.取得患者配合 2.告知切开排脓时可能的感受，消除患者的紧张情绪
准备	1.操作者：着装规范、洗手、戴口罩 2.用物：表面麻醉剂、抗生素眼膏、无菌刀片、睑板腺夹、刮匙、棉签、眼垫、手套，必要时备1 mL注射器和利多卡因注射液 3.患者：适当进食，排空二便	1.根据评估结果，合理准备用物 2.患者不宜空腹，以免出现不能耐受的情况

```
          ┌─────────────────────────────┐
          │ 1.外麦粒肿：                │
          │ ①协助患者仰卧、闭眼，用     │
          │ 5%聚维酮碘或安尔碘Ⅲ型皮     │
          │ 肤黏膜消毒剂消毒患处两次     │
          │ ②执行操作中查对，戴手套     │
          │ ③一手持棉签固定眼睑，另     │
          │ 一手用刀片尖端在脓肿最高点   │      ┌─────────────────────────────┐
          │ 作平行于睑缘的切口，再用棉   │      │ 1.脓肿未成熟时，不宜切开排脓 │
          │ 签轻轻挤压排出脓液           │      │ 2.外麦粒肿作平行于睑缘的切口，│
          │ 2.内麦粒肿：                │      │ 目的是避免损伤眼轮匝肌       │
          │ ①协助患者仰卧，滴表面麻     │      │ 3.内麦粒肿作垂直于睑缘的切口，│
          │ 醉剂3次                     │      │ 目的是避免损伤睑板腺         │
┌────┐    │ ②执行操作中查对，戴手套     │      │ 4.注意勿用力挤压，以免炎症扩散│
│操作│───▶│ ③持棉签拉开眼睑或手法翻     │─────▶│ 5.避免在睫毛根部做切口，以免 │
└────┘    │ 转眼睑，充分暴露睑结膜面，   │      │ 引起术后倒睫                 │
          │ 指导患者固定头位和眼位       │      │ 6.如脓液黏稠排出不畅，可用结 │
          │ ④一手持棉签固定眼睑，另     │      │ 膜镊撑开脓腔，使脓液排出     │
          │ 一手用刀片尖端在脓肿最高点   │      │ 7.如溢出的脓液较多，术后可行 │
          │ 作垂直于睑缘的切口，再用棉   │      │ 结膜囊冲洗                   │
          │ 签轻轻挤压排出脓液           │      │ 8.如有对疼痛不耐受或不配合的 │
          │ 3.脓液残留较多或脓腔较大时， │      │ 患者，可在局部浸润麻醉下操作 │
          │ 需放置引流条，术毕涂抗生素   │      └─────────────────────────────┘
          │ 眼膏并包眼                   │
          │ 4.执行操作后查对，指导患者   │
          │ 保持术眼清洁，次日复诊       │
          │ 5.整理用物                   │
          └─────────────────────────────┘
                        │
┌────┐    ┌─────────────────────────────┐
│观察│───▶│ 1.记录切口方向和大小         │
│记录│    │ 2.记录排出脓液的颜色、性质和量│
└────┘    │ 3.询问患者有无不适主诉并记录 │
          └─────────────────────────────┘
```

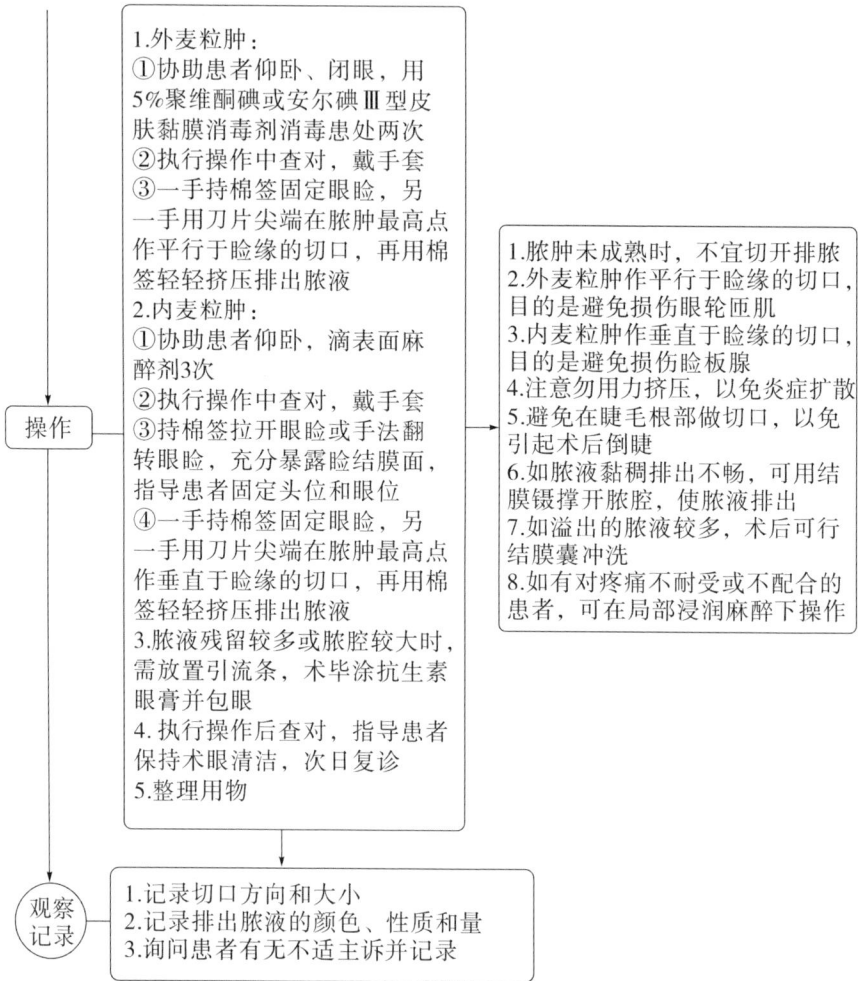

睑腺炎（麦粒肿）切开排脓术操作考核评分标准

项目		质量标准	分值
操作前（20分）	操作者仪态（3分）	着装规范	1
		洗手、戴口罩	2
	核对（6分）	正确识别患者身份	3
		核对治疗单、住院号/门诊号、眼别	3

（续上表）

项目		质量标准	分值
操作前（20分）	评估和告知（5分）	评估：患者的基本资料、眼部症状及体征、病历记录、肿物的位置及大小、合作程度、用药史、过敏史	3
		告知：操作的目的、方法和注意事项	2
	准备（6分）	用物：表面麻醉剂、抗生素眼膏、无菌刀片、睑板腺夹、刮匙、棉签、眼垫、手套，必要时备 1 mL 注射器和利多卡因注射液，用物在有效期内	4
		环境：宽敞、安全、安静无干扰	2
操作步骤（55分）	体位指导（2分）	嘱患者取仰卧位	2
	操作中核对（3分）	患者姓名、眼别	3
	皮肤消毒或表面麻醉（5分）	外麦粒肿进行皮肤消毒 内麦粒肿术眼按结膜囊给药法滴表面麻醉剂 3 次	5
	切开排脓（25分）	外麦粒肿：指导患者闭眼，以棉签固定眼睑，在脓点最高处作平行于睑缘的切口 内麦粒肿：以手法或睑板腺夹翻眼睑并固定肿物，在脓点最高处作垂直于睑缘的切口	10
		用棉签轻轻挤压排出脓液，必要时使用刮匙	4
		观察患者有无不耐受的反应，有无不适主诉	5
		按需留置引流条	3
		涂眼膏、包眼	3
	操作后核对（5分）	患者姓名、床号、住院号/门诊号、眼别	5
	健康教育（5分）	对注意事项的讲解，患者能理解配合	3
		结合患者的病情对操作进行宣教和解释	2

（续上表）

项目		质量标准	分值
操作步骤（55分）	整理（5分）	用物处理符合规范	2
		手卫生执行符合规范	3
	记录（5分）	在病历中记录操作过程及复诊要求（切口方向和大小，排出脓液的颜色、性质和量等）	5
评价（25分）	临床思维能力（10分）	护理评估能体现临床思维	5
		能结合患者的病情规范实施切开排脓术	5
	相关知识（10分）	能正确回答眼睑的解剖生理知识及切口选择的原则	5
		能正确阐述麦粒肿的常见病因和治疗方法	5
	态度、沟通（2分）	态度认真，关心患者，注意患者的舒适与安全	2
	操作时间（3分）	<15 min	3

第十四节　浅层角膜异物剔除术

【概述】

角膜异物是指因粉尘、昆虫、金属或植物碎屑等异物意外进入眼内并嵌于角膜中，引起疼痛、畏光、流泪等眼表刺激症状，常伴有眼表充血和异物周边角膜局灶性水肿的一类眼科急症。

浅层角膜异物剔除是在裂隙灯显微镜下将嵌顿于角膜上皮层或浸入深度未达基质层1/3的异物取出的一项眼科专科护理操作技术。及时去除异物可减轻患者的眼表刺激症状，为角膜修复创造条件，减少继发感染、发展为角膜深部损伤、穿孔或瘢痕等情况的发生。

【目标】

一、知识目标

1. 能正确阐述浅层角膜异物剔除的目的。

2. 能正确描述角膜的组织结构和功能。

二、能力目标

1. 护理评估能体现临床思维，正确规范地完成浅层角膜异物剔除的操作。

2. 能规范使用裂隙灯显微镜，能够判断异物的位置和深浅。

3. 能采取有效措施预防并发症的发生。

三、素质目标

1. 注重同患者的沟通交流与人文关怀，提供健康教育。

2. 动作轻柔，安抚患者的紧张情绪。

【评价】

1. 态度亲切，与患者沟通良好，动作轻柔、连贯，程序清晰、规范。

2. 浅层角膜异物剔除的相关理论知识掌握全面。

3. 对患者宣教效果良好。

4. 未出现进一步的眼部损伤和操作相关的严重并发症。

【步骤及要点说明】

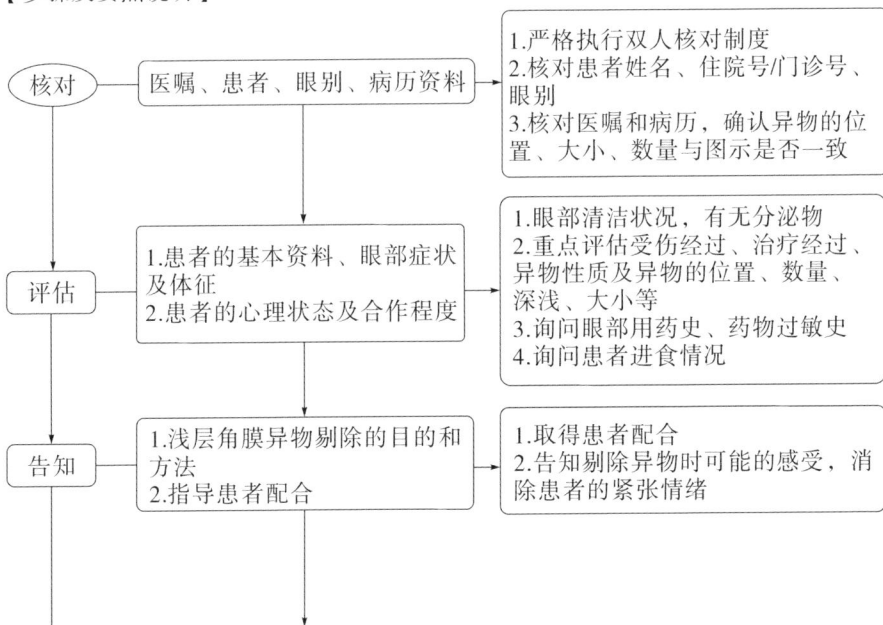

核对	医嘱、患者、眼别、病历资料	1.严格执行双人核对制度 2.核对患者姓名、住院号/门诊号、眼别 3.核对医嘱和病历，确认异物的位置、大小、数量与图示是否一致
评估	1.患者的基本资料、眼部症状及体征 2.患者的心理状态及合作程度	1.眼部清洁状况，有无分泌物 2.重点评估受伤经过、治疗经过、异物性质及异物的位置、数量、深浅、大小等 3.询问眼部用药史、药物过敏史 4.询问患者进食情况
告知	1.浅层角膜异物剔除的目的和方法 2.指导患者配合	1.取得患者配合 2.告知剔除异物时可能的感受，消除患者的紧张情绪

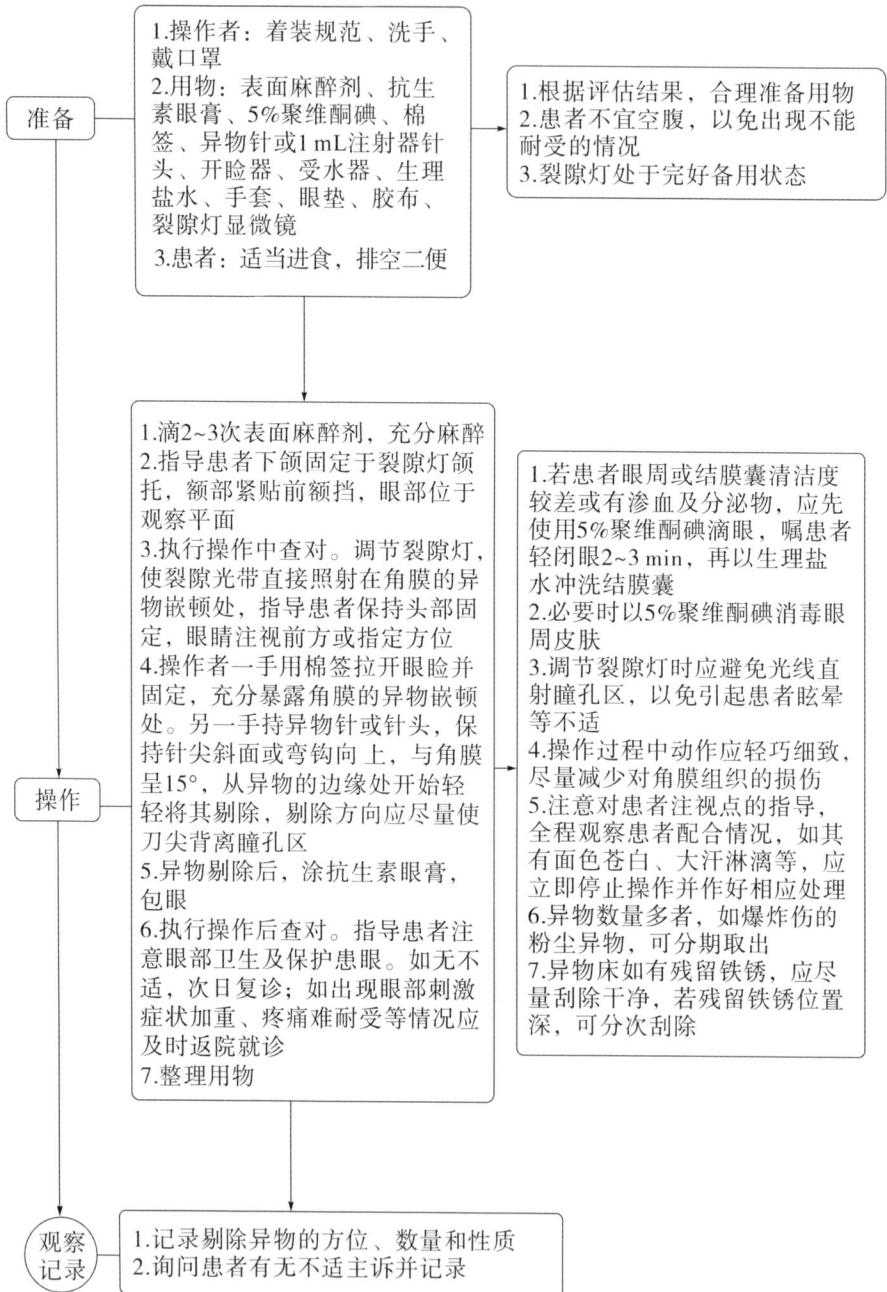

准备

1.操作者：着装规范、洗手、戴口罩
2.用物：表面麻醉剂、抗生素眼膏、5%聚维酮碘、棉签、异物针或1 mL注射器针头、开睑器、受水器、生理盐水、手套、眼垫、胶布、裂隙灯显微镜
3.患者：适当进食，排空二便

1.根据评估结果，合理准备用物
2.患者不宜空腹，以免出现不能耐受的情况
3.裂隙灯处于完好备用状态

操作

1.滴2~3次表面麻醉剂，充分麻醉
2.指导患者下颌固定于裂隙灯颌托，额部紧贴前额挡，眼部位于观察平面
3.执行操作中查对。调节裂隙灯，使裂隙光带直接照射在角膜的异物嵌顿处，指导患者保持头部固定，眼睛注视前方或指定方位
4.操作者一手用棉签拉开眼睑并固定，充分暴露角膜的异物嵌顿处。另一手持异物针或针头，保持针尖斜面或弯钩向上，与角膜呈15°，从异物的边缘处开始轻轻将其剔除，剔除方向应尽量使刀尖背离瞳孔区
5.异物剔除后，涂抗生素眼膏，包眼
6.执行操作后查对。指导患者注意眼部卫生及保护患眼。如无不适，次日复诊；如出现眼部刺激症状加重、疼痛难耐受等情况应及时返院就诊
7.整理用物

1.若患者眼周或结膜囊清洁度较差或有渗血及分泌物，应先使用5%聚维酮碘滴眼，嘱患者轻闭眼2~3 min，再以生理盐水冲洗结膜囊
2.必要时以5%聚维酮碘消毒眼周皮肤
3.调节裂隙灯时应避免光线直射瞳孔区，以免引起患者眩晕等不适
4.操作过程中动作应轻巧细致，尽量减少对角膜组织的损伤
5.注意对患者注视点的指导，全程观察患者配合情况，如其有面色苍白、大汗淋漓等，应立即停止操作并作好相应处理
6.异物数量多者，如爆炸伤的粉尘异物，可分期取出
7.异物床如有残留铁锈，应尽量刮除干净，若残留铁锈位置深，可分次刮除

观察记录

1.记录剔除异物的方位、数量和性质
2.询问患者有无不适主诉并记录

浅层角膜异物剔除术操作考核评分标准

项目		质量标准	分值
操作前（20分）	操作者仪态（3分）	着装规范	1
		洗手、戴口罩	2
	核对（6分）	正确识别患者身份	3
		核对治疗单、住院号/门诊号、眼别	3
	评估和告知（5分）	评估：患者的基本资料，受伤经过，眼部症状及体征，异物的种类、位置和数量，眼表清洁状况，合作程度，用药史，过敏史等	3
		告知：角膜异物剔除的操作目的、方法和注意事项	2
	准备（6分）	用物：表面麻醉剂、抗生素眼膏、5%聚维酮碘、棉签、异物针或1 mL注射器针头、开睑器、受水器、生理盐水、手套、眼垫、胶布、裂隙灯显微镜，用物在有效期内	4
		环境：宽敞、安全、安静无干扰	2
操作步骤（55分）	表面麻醉（2分）	按结膜囊给药法滴表面麻醉剂2～3次	2
	操作中核对（4分）	患者姓名、眼别、异物位置	4
	异物剔除（30分）	指导患者坐于裂隙灯前，头部保持于颌托	3
		一手以棉签或开睑器拉开眼睑并固定，指导患者向前方或指定位置固视	5
		一手持异物针或针头，保持针尖斜面或弯钩向上，与角膜呈15°，从异物的边缘处开始轻轻将其剔除，剔除方向应尽量使刀尖背离瞳孔区	10
		观察患者有无不耐受的反应、有无不适主诉	4
		异物剔除后，以生理盐水棉签清洁周边，检查角膜表面有无异物残留	4
		涂抗生素眼膏后包眼	4

（续上表）

项目		质量标准	分值
操作步骤（55分）	操作后核对（4分）	患者姓名、住院号/门诊号、眼别	4
	健康教育（5分）	对注意事项的讲解，患者能理解配合	3
		结合患者的病情对操作进行宣教和解释	2
	整理（5分）	用物处理符合规范	2
		手卫生执行符合规范	3
	记录（5分）	在病历中记录操作过程及复诊要求（剔除异物的位置、数量和性质）	5
评价（25分）	临床思维能力（10分）	护理评估能体现临床思维	5
		能结合患者的病情规范实施浅层角膜异物剔除术	5
	相关知识（10分）	能正确阐述角膜异物深度的判断方法	5
		能正确回答角膜的解剖生理知识	5
	态度、沟通（2分）	态度认真，关心患者，注意患者的舒适与安全	2
	操作时间（3分）	<15 min	3

第十五节　角膜丝状物抹除术

【概述】

角膜丝状物多附着于角膜下方呈卷曲状，另一端游离，可被推动，也可在不同位置反复出现。患者瞬目时眼表刺激症状较重，而闭眼时症状可减轻。

角膜丝状物抹除是在裂隙灯显微镜下将位于角膜上皮层的丝状物取出的一项眼科专科护理操作技术。及时去除丝状物可减轻患者的眼表刺激症状，加快角膜修复。

【目标】

一、知识目标

1. 能正确阐述角膜丝状物抹除的目的。

2. 能正确描述角膜的组织结构和功能、角膜丝状物形成的病因。

二、能力目标

1. 护理评估能体现临床思维，正确规范地完成角膜丝状物抹除的操作。

2. 能规范使用裂隙灯显微镜，能够判断丝状物的位置和角膜受损的严重程度。

3. 能指导患者采取有效措施预防并发症的发生及丝状物的复发。

三、素质目标

1. 注重同患者的沟通交流与人文关怀，提供健康教育。

2. 动作轻巧熟练，安抚患者的紧张情绪。

【评价】

1. 态度亲切，与患者沟通良好，动作轻柔、连贯，程序清晰、规范。

2. 角膜丝状物抹除的相关理论知识掌握全面。

3. 对患者宣教效果良好。

4. 未出现进一步的眼部损伤和操作相关的严重并发症。

【步骤及要点说明】

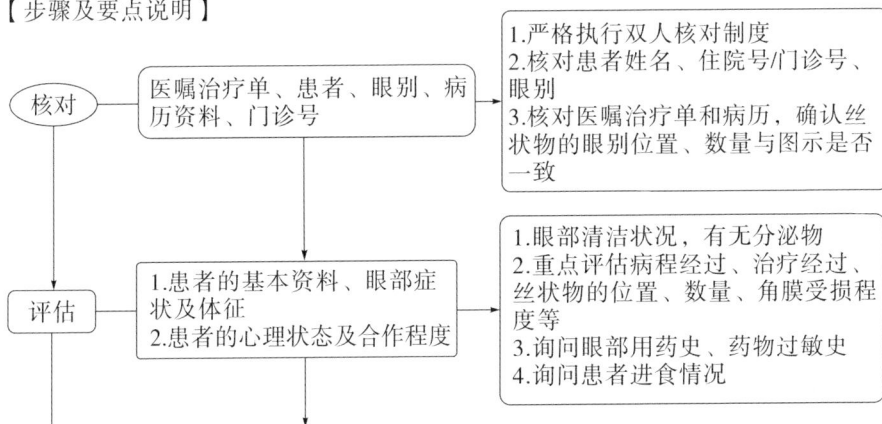

核对 → 医嘱治疗单、患者、眼别、病历资料、门诊号 → 1.严格执行双人核对制度 2.核对患者姓名、住院号/门诊号、眼别 3.核对医嘱治疗单和病历，确认丝状物的眼别位置、数量与图示是否一致

评估 → 1.患者的基本资料、眼部症状及体征 2.患者的心理状态及合作程度 → 1.眼部清洁状况，有无分泌物 2.重点评估病程经过、治疗经过、丝状物的位置、数量、角膜受损程度等 3.询问眼部用药史、药物过敏史 4.询问患者进食情况

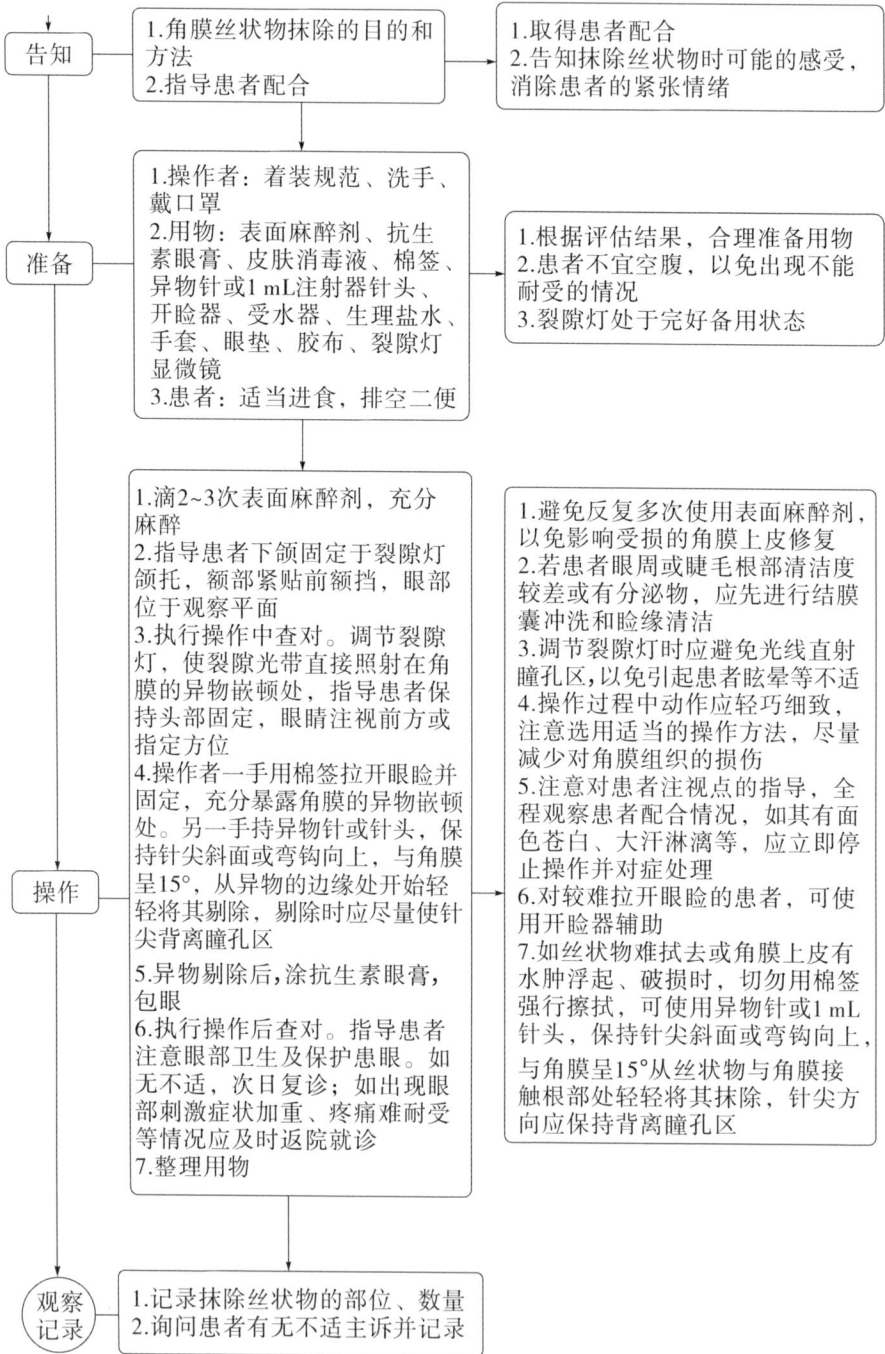

告知 → 1.角膜丝状物抹除的目的和方法
2.指导患者配合
→ 1.取得患者配合
2.告知抹除丝状物时可能的感受，消除患者的紧张情绪

准备 → 1.操作者：着装规范、洗手、戴口罩
2.用物：表面麻醉剂、抗生素眼膏、皮肤消毒液、棉签、异物针或1 mL注射器针头、开睑器、受水器、生理盐水、手套、眼垫、胶布、裂隙灯显微镜
3.患者：适当进食，排空二便
→ 1.根据评估结果，合理准备用物
2.患者不宜空腹，以免出现不能耐受的情况
3.裂隙灯处于完好备用状态

操作 → 1.滴2~3次表面麻醉剂，充分麻醉
2.指导患者下颌固定于裂隙灯颌托，额部紧贴前额挡，眼部位于观察平面
3.执行操作中查对。调节裂隙灯，使裂隙光带直接照射在角膜的异物嵌顿处，指导患者保持头部固定，眼睛注视前方或指定方位
4.操作者一手用棉签拉开眼睑并固定，充分暴露角膜的异物嵌顿处。另一手持异物针或针头，保持针尖斜面或弯钩向上，与角膜呈15°，从异物的边缘处开始轻轻将其剔除，剔除时应尽量使针尖背离瞳孔区
5.异物剔除后,涂抗生素眼膏，包眼
6.执行操作后查对。指导患者注意眼部卫生及保护患眼。如无不适，次日复诊；如出现眼部刺激症状加重、疼痛难耐受等情况应及时返院就诊
7.整理用物
→ 1.避免反复多次使用表面麻醉剂，以免影响受损的角膜上皮修复
2.若患者眼周或睫毛根部清洁度较差或有分泌物，应先进行结膜囊冲洗和睑缘清洁
3.调节裂隙灯时应避免光线直射瞳孔区，以免引起患者眩晕等不适
4.操作过程中动作应轻巧细致，注意选用适当的操作方法，尽量减少对角膜组织的损伤
5.注意对患者注视点的指导，全程观察患者配合情况，如其有面色苍白、大汗淋漓等，应立即停止操作并对症处理
6.对较难拉开眼睑的患者，可使用开睑器辅助
7.如丝状物难拭去或角膜上皮有水肿浮起、破损时，切勿用棉签强行擦拭，可使用异物针或1 mL针头，保持针尖斜面或弯钩向上，与角膜呈15°从丝状物与角膜接触根部处轻轻将其抹除，针尖方向应保持背离瞳孔区

观察记录 → 1.记录抹除丝状物的部位、数量
2.询问患者有无不适主诉并记录

角膜丝状物抹除术操作考核评分标准

项目		质量标准	分值
操作前 （20分）	操作者仪态 （3分）	着装规范	1
		洗手、戴口罩	2
	核对 （6分）	正确识别患者身份	3
		核对治疗单、住院号/门诊号、眼别	3
	评估和告知 （5分）	评估：患者的基本资料、角膜受损的程度、病程的时间、眼部症状及体征、丝状物的位置和数量、眼表清洁状况、合作程度、用药史、过敏史等	3
		告知：角膜丝状物抹除的操作目的、方法和注意事项	2
	准备 （6分）	用物：表面麻醉剂、抗生素眼膏、皮肤消毒液、棉签、异物针或1 mL注射器针头、开睑器、生理盐水、手套、眼垫、胶布、裂隙灯显微镜，用物在有效期内	4
		环境：宽敞、安全、安静无干扰	2
操作步骤 （55分）	表面麻醉 （2分）	按结膜囊给药法滴表面麻醉剂2~3次	2
	操作中核对 （4分）	患者姓名、眼别、丝状物位置	4
	异物剔除 （30分）	指导患者坐于裂隙灯前，头部保持于颌托	3
		一手以棉签或开睑器拉开眼睑并固定，指导患者向前方或指定位置固视	3
		用生理盐水滴湿棉签在丝状物附着角膜正下方向角膜缘轻轻擦拭去除丝状物	8
		如丝状物较难拭去或角膜上皮有水肿浮起、破损时，使用异物针或1 mL针头将其抹除（保持针尖斜面或弯钩向上，方向应背离瞳孔区）	5
		观察患者有无不耐受的反应，有无不适主诉	4
		丝状物抹除后，用生理盐水棉签清洁结膜囊分泌物和在眼周涂抗生素眼膏，遵医嘱包眼	4
		操作导致角膜上皮大片损伤或卷起为不合格	3

（续上表）

项目		质量标准	分值
操作步骤（55分）	操作后核对（4分）	患者姓名、住院号/门诊号、眼别、治疗单、病历	4
	健康教育（5分）	对注意事项的讲解，患者能理解配合	3
		结合患者的病情对操作进行宣教和解释	2
	整理（5分）	用物处理符合规范	2
		手卫生执行符合规范	3
	记录（5分）	在病历中记录操作过程及复诊要求（抹除丝状物的方法、位置、数量）	5
评价（25分）	临床思维能力（10分）	护理评估能体现临床思维	5
		能结合患者的病情规范实施角膜丝状物抹除术	5
	相关知识（10分）	能正确阐述角膜上皮受损程度的判断方法	5
		能正确回答角膜的解剖生理知识	5
	态度、沟通（2分）	态度认真，关心患者，注意患者舒适与安全	2
	操作时间（3分）	＜15 min	3

第十六节　结膜伪膜揭除术

【概述】

结膜真膜或伪膜由脱落的结膜上皮细胞、白细胞、病原体和富含纤维素性的渗出物混合形成。结膜伪膜揭除是在表面麻醉下使用棉签或睫毛镊清除结膜表面伪膜的一项眼科专科护理操作技术。及时去除结膜表面伪膜可减轻患者的眼部刺激症状，加快结膜炎的治愈。

【目标】

一、知识目标

1. 能正确列举结膜伪膜揭除的适应证。

2. 能正确说出结膜伪膜揭除的目的。

二、能力目标

1. 护理评估能体现临床思维，正确规范地完成结膜伪膜揭除的操作。

2. 能正确、规范完成结膜伪膜揭除的操作。

三、素质目标

1. 注重同患者的沟通交流与人文关怀，提供健康教育。

2. 动作轻柔，安抚患者的紧张情绪。

【评价】

1. 态度亲切，与患者沟通良好，动作轻柔、连贯，程序清晰、规范。

2. 结膜伪膜揭除的相关理论知识掌握全面。

3. 对患者宣教效果良好。

4. 伪膜揭除彻底，渗血能及时止血及清除，保持眼部清洁。

【步骤及要点说明】

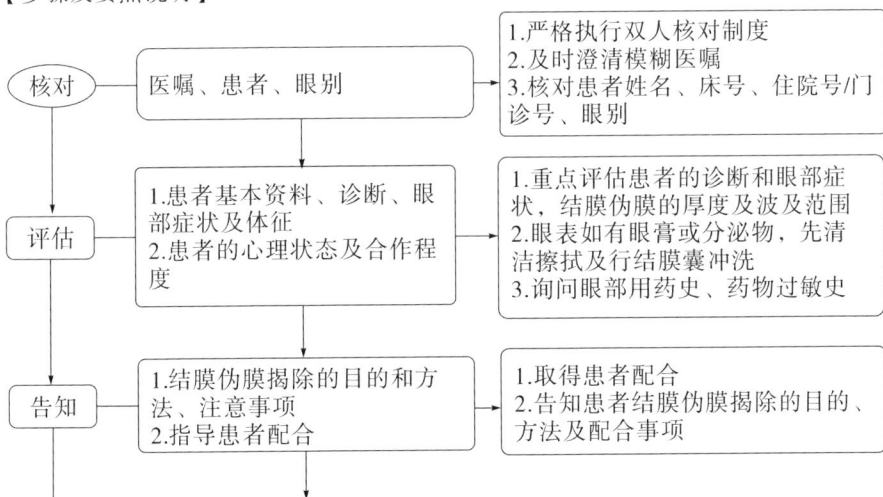

核对	医嘱、患者、眼别	1.严格执行双人核对制度 2.及时澄清模糊医嘱 3.核对患者姓名、床号、住院号/门诊号、眼别
评估	1.患者基本资料、诊断、眼部症状及体征 2.患者的心理状态及合作程度	1.重点评估患者的诊断和眼部症状，结膜伪膜的厚度及波及范围 2.眼表如有眼膏或分泌物，先清洁擦拭及行结膜囊冲洗 3.询问眼部用药史、药物过敏史
告知	1.结膜伪膜揭除的目的和方法、注意事项 2.指导患者配合	1.取得患者配合 2.告知患者结膜伪膜揭除的目的、方法及配合事项

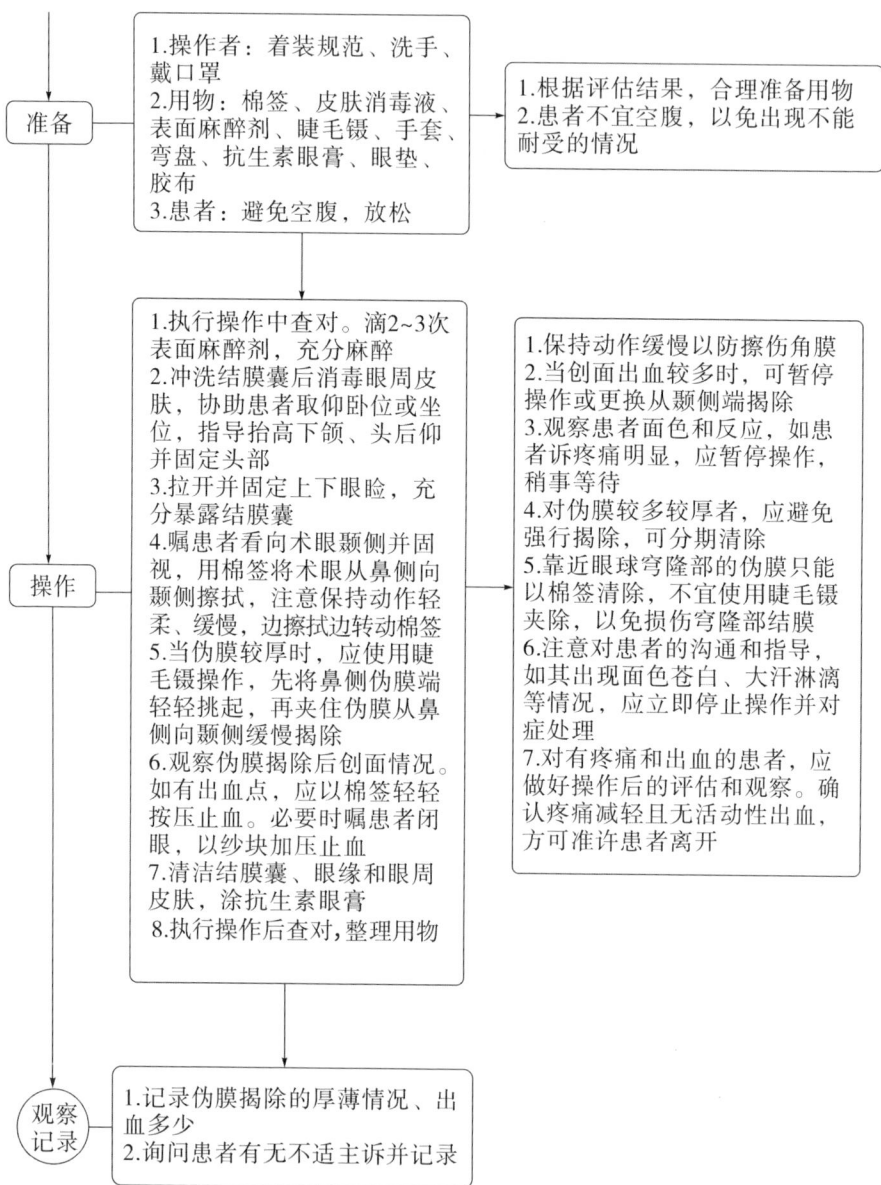

准备

1.操作者：着装规范、洗手、戴口罩
2.用物：棉签、皮肤消毒液、表面麻醉剂、睫毛镊、手套、弯盘、抗生素眼膏、眼垫、胶布
3.患者：避免空腹，放松

1.根据评估结果，合理准备用物
2.患者不宜空腹，以免出现不能耐受的情况

操作

1.执行操作中查对。滴2~3次表面麻醉剂，充分麻醉
2.冲洗结膜囊后消毒眼周皮肤，协助患者取仰卧位或坐位，指导抬高下颌、头后仰并固定头部
3.拉开并固定上下眼睑，充分暴露结膜囊
4.嘱患者看向术眼颞侧并固视，用棉签将术眼从鼻侧向颞侧擦拭，注意保持动作轻柔、缓慢，边擦拭边转动棉签
5.当伪膜较厚时，应使用睫毛镊操作，先将鼻侧伪膜端轻轻挑起，再夹住伪膜从鼻侧向颞侧缓慢揭除
6.观察伪膜揭除后创面情况。如有出血点，应以棉签轻轻按压止血。必要时嘱患者闭眼，以纱块加压止血
7.清洁结膜囊、眼缘和眼周皮肤，涂抗生素眼膏
8.执行操作后查对,整理用物

1.保持动作缓慢以防擦伤角膜
2.当创面出血较多时，可暂停操作或更换从颞侧端揭除
3.观察患者面色和反应，如患者诉疼痛明显，应暂停操作，稍事等待
4.对伪膜较多较厚者，应避免强行揭除，可分期清除
5.靠近眼球穹隆部的伪膜只能以棉签清除，不宜使用睫毛镊夹除，以免损伤穹隆部结膜
6.注意对患者的沟通和指导，如其出现面色苍白、大汗淋漓等情况，应立即停止操作并对症处理
7.对有疼痛和出血的患者，应做好操作后的评估和观察。确认疼痛减轻且无活动性出血，方可准许患者离开

观察记录

1.记录伪膜揭除的厚薄情况、出血多少
2.询问患者有无不适主诉并记录

结膜伪膜揭除术操作考核评分标准

项目		质量标准	分值
操作前 （19分）	操作者仪态 （3分）	着装规范	1
		洗手、戴口罩	2
	核对 （6分）	正确识别患者身份	2
		核对治疗单/医嘱、眼别	2
		检查用物的有效期	2
	评估和告知 （6分）	评估：患者的基本资料、诊断、眼部症状及体征、心理状态及合作程度	4
		告知：操作的目的和方法、配合的注意事项	2
	准备 （4分）	用物：棉签、皮肤消毒液、表面麻醉剂、睫毛镊、手套、弯盘、抗生素眼膏、眼垫、胶布，用物在有效期内	2
		环境：安静、宽敞，减少干扰	2
操作步骤 （56分）	体位指导 （4分）	取仰卧位或坐位，头略向后仰并固定	4
	操作中核对 （4分）	患者姓名、床位、住院号/门诊号、眼别	4
	结膜囊冲洗 （40分）	滴2~3次表面麻醉剂，充分麻醉	4
		冲洗结膜囊后消毒眼周皮肤，指导患者固定头部	4
		拉开并固定上下眼睑，充分暴露结膜囊	4
		嘱患者看向术眼颞侧并固视，用棉签将术眼从鼻侧向颞侧擦拭，注意保持动作轻柔、缓慢，边擦拭边转动棉签。当伪膜较厚时，应使用睫毛镊操作，先将鼻侧伪膜端轻轻挑起，再夹住伪膜，将其从鼻侧向颞侧缓慢揭除	8
		观察伪膜揭除后创面情况。如有出血点，应以棉签轻轻按压止血。必要时嘱患者闭眼，以纱块加压止血	8
		清洁结膜囊、眼缘和眼周皮肤，涂抗生素眼膏	4
		执行操作后查对，整理用物	4
		动作欠轻巧，损伤眼球或角膜为不合格	4

（续上表）

项目		质量标准	分值
操作步骤（56分）	操作后核对（4分）	用物处理符合规范	2
		操作完毕护士洗手	2
	整理（4分）	手消毒，在治疗执行单上签名	2
		协助患者取舒适体位休息，整理用物	2
评价（25分）	临床思维能力（10分）	护理评估和操作过程能体现临床思维	5
		操作完毕，健康知识指导有针对性	5
	相关理论知识（10分）	结膜伪膜揭除的目的及注意事项	5
		结膜伪膜揭除的适应证	5
	态度、沟通（2分）	态度认真，关心患者，注意患者的舒适与安全	2
	操作时间（3分）	<15 min	3

（编写者：尹　曦　陈　燕　黄秋丹　丘衍军　周小姣）

第三章　耳鼻喉科护理操作技术

第一节　外耳道冲洗法

【概述】

外耳道冲洗是利用冲洗液冲洗并清除耵聍、外耳道异物、霉菌、脓液以及部分易于取出的外耳道胆脂瘤等，以保持外耳道的清洁和通畅，利于耳部疾病的诊断和治疗。

【目标】

一、知识目标

1. 能正确阐述外耳道冲洗的目的和方法、适应证、禁忌证。

2. 能说出对外耳道冲洗不良反应的观察及处理方法。

二、能力目标

1. 准确评估患者耳部症状和体征。

2. 能规范完成外耳道冲洗的操作。

3. 能及时发现和正确处理相关不良反应。

三、素质目标

1. 注重与患者的沟通交流，进行健康教育，提供人文关怀。

2. 具备应变处置能力。

【评价】

1. 操作流程清晰流畅，动作轻柔，达到外耳道冲洗目的。

2. 具有临床思维和应变能力。

【步骤及要点说明】

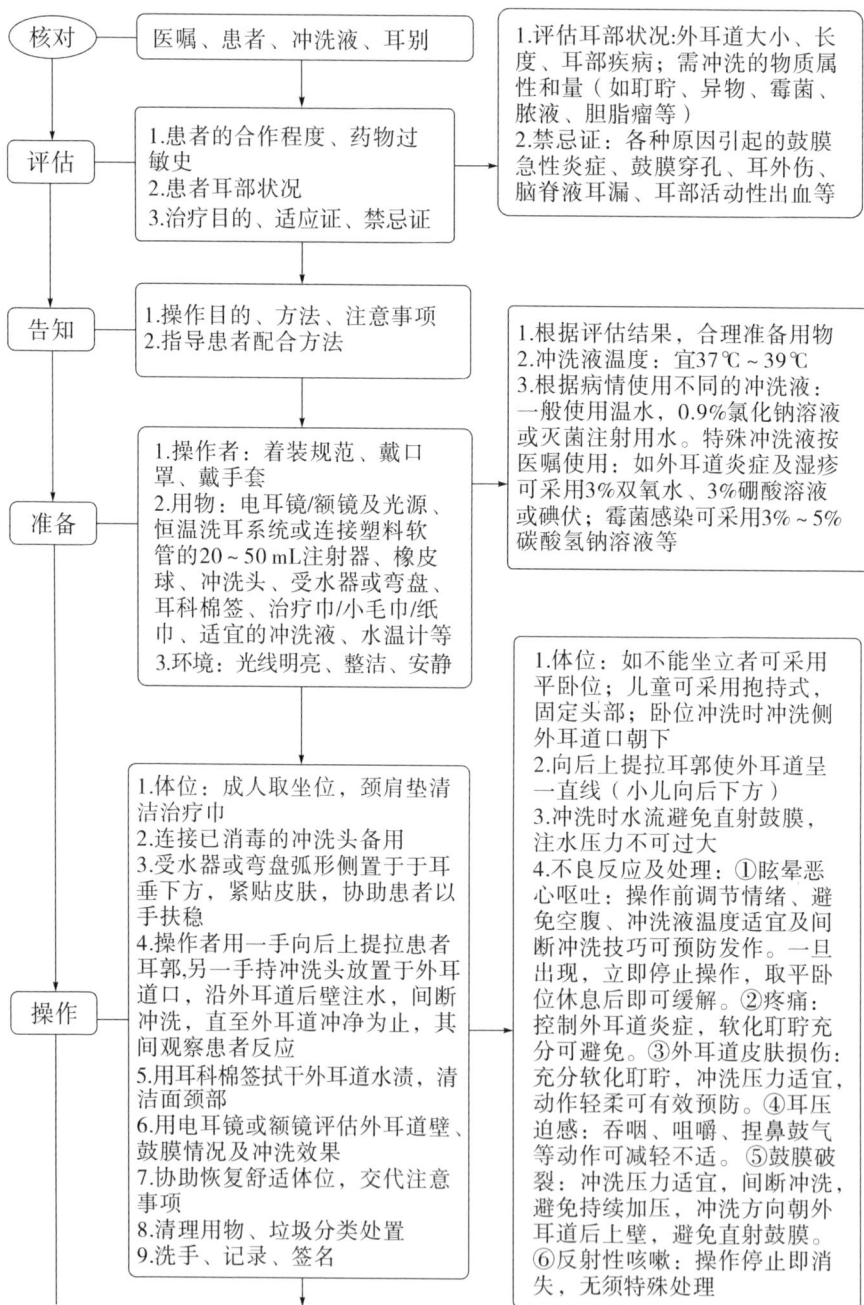

核对 → 医嘱、患者、冲洗液、耳别

→ 1.评估耳部状况:外耳道大小、长度、耳部疾病;需冲洗的物质属性和量(如耵聍、异物、霉菌、脓液、胆脂瘤等)
2.禁忌证:各种原因引起的鼓膜急性炎症、鼓膜穿孔、耳外伤、脑脊液耳漏、耳部活动性出血等

评估 →
1.患者的合作程度、药物过敏史
2.患者耳部状况
3.治疗目的、适应证、禁忌证

告知 →
1.操作目的、方法、注意事项
2.指导患者配合方法

→ 1.根据评估结果,合理准备用物
2.冲洗液温度:宜37℃~39℃
3.根据病情使用不同的冲洗液:一般使用温水,0.9%氯化钠溶液或灭菌注射用水。特殊冲洗按医嘱使用:如外耳道炎症及湿疹可采用3%双氧水、3%硼酸溶液或碘伏;霉菌感染可采用3%~5%碳酸氢钠溶液等

准备 →
1.操作者:着装规范、戴口罩、戴手套
2.用物:电耳镜/额镜及光源、恒温洗耳系统或连接塑料软管的20~50 mL注射器、橡皮球、冲洗头、受水器或弯盘、耳科棉签、治疗巾/小毛巾/纸巾、适宜的冲洗液、水温计等
3.环境:光线明亮、整洁、安静

→ 1.体位:如不能坐立者可采用平卧位;儿童可采用抱持式,固定头部;卧位冲洗时冲洗侧外耳道口朝下
2.向后上提拉耳郭使外耳道呈一直线(小儿向后下方)
3.冲洗时水流避免直射鼓膜,注水压力不可过大
4.不良反应及处理:①眩晕恶心呕吐:操作前调节情绪、避免空腹、冲洗液温度适宜及间断冲洗技巧可预防发作。一旦出现,立即停止操作,取平卧位休息后即可缓解。②疼痛:控制外耳道炎症,软化耵聍充分可避免。③外耳道皮肤损伤:充分软化耵聍,冲洗压力适宜,动作轻柔可有效预防。④耳压迫感:吞咽、咀嚼、捏鼻鼓气等动作可减轻不适。⑤鼓膜破裂:冲洗压力适宜,间断冲洗,避免持续加压,冲洗方向朝外耳道后上壁,避免直射鼓膜。⑥反射性咳嗽:操作停止即消失,无须特殊处理

操作 →
1.体位:成人取坐位,颈肩垫清洁治疗巾
2.连接已消毒的冲洗头备用
3.受水器或弯盘弧形侧置于耳垂下方,紧贴皮肤,协助患者以手扶稳
4.操作者用一手向后上提拉患者耳郭,另一手持冲洗头放置于外耳道口,沿外耳道后壁注水,间断冲洗,直至外耳道净为止,其间观察患者反应
5.用耳科棉签拭干外耳道水渍,清洁面颈部
6.用电耳镜或额镜评估外耳道壁、鼓膜情况及冲洗效果
7.协助恢复舒适体位,交代注意事项
8.清理用物、垃圾分类处置
9.洗手、记录、签名

观察
记录

1.在操作过程中和完成后需评估外耳道壁及鼓膜情况
2.关注患者是否有不适主诉
3.观察患者耳部症状有无改善，记录洗出物性质和量

若患者发生不良反应，需停止冲洗，遵医嘱对症处理，并做好记录

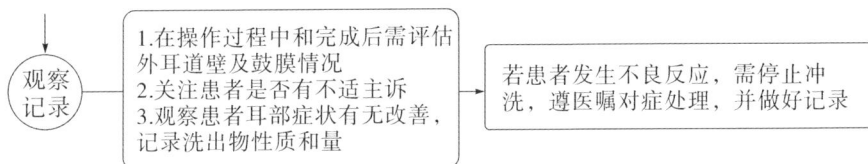

外耳道冲洗法操作考核评分标准

项目		质量标准	分值
操 作 前 （20分）	操作者仪态 （3分）	着装规范	1
		戴口罩、戴手套	2
	核对 （5分）	正确识别患者身份	3
		医嘱、治疗单、冲洗液、耳别	2
	评估和告知 （6分）	评估：患者的合作程度、药物过敏史、耳部情况、适应证、禁忌证	4
		告知：操作目的、方法、注意事项和配合方法	2
	用物准备 （4分）	用物准备正确，摆放整齐合理，且符合无菌要求	2
		用物、药品在有效期内	2
	环境准备 （2分）	光线明亮、整洁、安静无干扰	2
操 作 步 骤 （60分）	体位 （4分）	成人取坐位，颈肩垫清洁治疗巾 儿童可采用抱持式，固定头部 不能坐立者可平卧，冲洗时冲洗侧外耳道口朝下	4
	核对 （4分）	患者信息、治疗单、冲洗液、耳别	4

（续上表）

项目		质量标准	分值
操作步骤（60分）	冲洗过程（42分）	连接冲洗头	2
		放置受水器或弯盘，紧贴皮肤不漏水，指导扶稳	2
		正确提拉耳郭，充分暴露外耳道	4
		正确放置冲洗头于外耳道口	4
		注水方向正确	4
		冲洗方法正确	6
		观察患者反应	6
		拭干外耳道水渍，清洁面颈部	4
		评估外耳道壁、鼓膜情况及冲洗效果	4
		交代注意事项	6
	核对（4分）	患者姓名、治疗单、冲洗液、耳别	4
	整理（6分）	协助患者恢复舒适体位	2
		清理用物、垃圾分类处置	2
		洗手、记录、签名	2
评价（20分）	临床思维能力（10分）	护理评估能准确反映患者病情	5
		操作过程能体现临床思维和应变能力	5
	相关知识（5分）	知晓外耳道冲洗的不良反应及处理方法	5
	态度、沟通（3分）	态度认真，关心患者，注意患者的舒适与安全，沟通良好	3
	操作时间（2分）	<10 min（单耳）	2

第二节　外耳道备皮法

【概述】

外耳道备皮即除去外耳道的耳毛。其目的是对即将接受耳内镜手术的患者进行术前准备，使局部区域清洁、视野清晰，从而便于手术操作并预防感染。

【目标】

一、知识目标

1. 能准确阐述外耳道备皮的目的、适应证、禁忌证、不良反应及其处理方法。

2. 能描述外耳道备皮的操作技巧和关键步骤。

二、能力目标

1. 能够运用临床思维评估患者状况，制订备皮计划。

2. 能够依照标准程序熟练完成备皮操作。

3. 能够妥善处理操作过程中可能出现的不良反应和意外情况。

三、素质目标

1. 注重同患者的沟通交流与人文关怀。

2. 动作温柔熟练，以减轻患者的焦虑和恐惧心理。

3. 密切关注患者的病情变化，处理相关问题及时有效。

【评价】

1. 与患者沟通良好，体现人文关怀。

2. 动作熟练轻柔，护理评估符合病情，备皮效果满意。

3. 关注患者病情变化，展现出良好的临床思维和应变能力。

【步骤及要点说明】

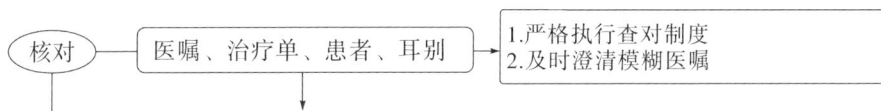

核对 → 医嘱、治疗单、患者、耳别 → 1.严格执行查对制度　2.及时澄清模糊医嘱

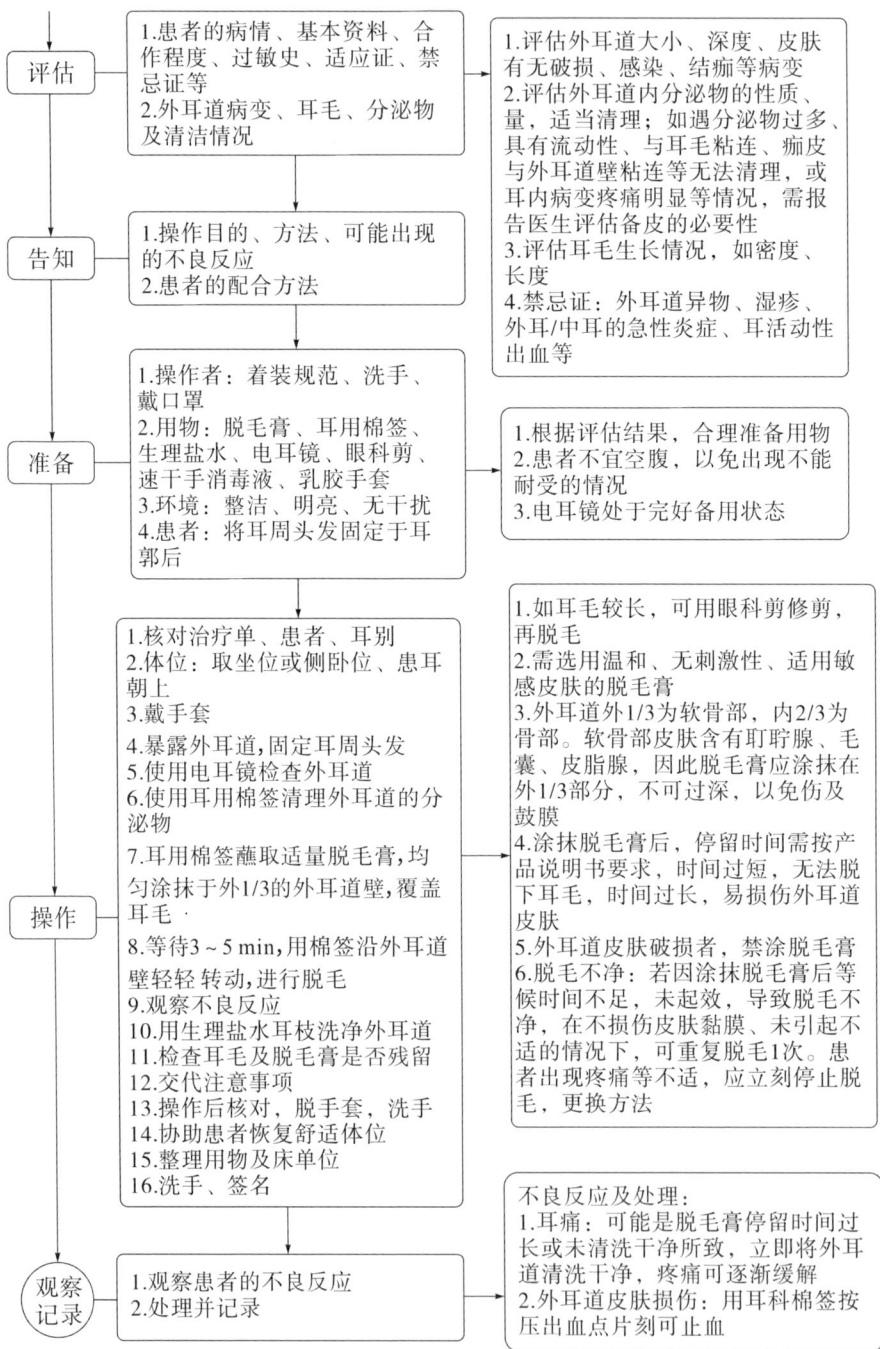

评估
1.患者的病情、基本资料、合作程度、过敏史、适应证、禁忌证等
2.外耳道病变、耳毛、分泌物及清洁情况

1.评估外耳道大小、深度、皮肤有无破损、感染、结痂等病变
2.评估外耳道内分泌物的性质、量，适当清理；如遇分泌物过多、具有流动性、与耳毛粘连、痂皮与外耳道壁粘连等无法清理，或耳内病变疼痛明显等情况，需报告医生评估备皮的必要性
3.评估耳毛生长情况，如密度、长度
4.禁忌证：外耳道异物、湿疹、外耳/中耳的急性炎症、耳活动性出血等

告知
1.操作目的、方法、可能出现的不良反应
2.患者的配合方法

准备
1.操作者：着装规范、洗手、戴口罩
2.用物：脱毛膏、耳用棉签、生理盐水、电耳镜、眼科剪、速干手消毒液、乳胶手套
3.环境：整洁、明亮、无干扰
4.患者：将耳周头发固定于耳郭后

1.根据评估结果，合理准备用物
2.患者不宜空腹，以免出现不能耐受的情况
3.电耳镜处于完好备用状态

操作
1.核对治疗单、患者、耳别
2.体位：取坐位或侧卧位、患耳朝上
3.戴手套
4.暴露外耳道，固定耳周头发
5.使用电耳镜检查外耳道
6.使用耳用棉签清理外耳道的分泌物
7.耳用棉签蘸取适量脱毛膏，均匀涂抹于外1/3的外耳道壁,覆盖耳毛
8.等待3~5 min,用棉签沿外耳道壁轻轻转动,进行脱毛
9.观察不良反应
10.用生理盐水耳枝洗净外耳道
11.检查耳毛及脱毛膏是否残留
12.交代注意事项
13.操作后核对，脱手套，洗手
14.协助患者恢复舒适体位
15.整理用物及床单位
16.洗手、签名

1.如耳毛较长，可用眼科剪修剪，再脱毛
2.需选用温和、无刺激性、适用敏感皮肤的脱毛膏
3.外耳道外1/3为软骨部，内2/3为骨部。软骨部皮肤含有耵聍腺、毛囊、皮脂腺，因此脱毛膏应涂抹在外1/3部分，不可过深，以免伤及鼓膜
4.涂抹脱毛膏后，停留时间需按产品说明书要求，时间过短，无法脱下耳毛，时间过长，易损伤外耳道皮肤
5.外耳道皮肤破损者，禁涂脱毛膏
6.脱毛不净：若因涂抹脱毛膏后等候时间不足，未起效，导致脱毛不净，在不损伤皮肤黏膜、未引起不适的情况下，可重复脱毛1次。患者出现疼痛等不适，应立刻停止脱毛，更换方法

观察记录
1.观察患者的不良反应
2.处理并记录

不良反应及处理：
1.耳痛：可能是脱毛膏停留时间过长或未清洗干净所致，立即将外耳道清洗干净，疼痛可逐渐缓解
2.外耳道皮肤损伤：用耳科棉签按压出血点片刻可止血

外耳道备皮法操作考核评分标准

项目		质量标准	分值
操作前（20分）	操作者仪态（3分）	着装规范	1
		洗手、戴口罩	2
	核对（4分）	正确识别患者身份	2
		核对医嘱、治疗单、耳别	2
	评估和告知（8分）	评估：病情、过敏史、适应证与禁忌证；患者外耳道病变、耳毛、分泌物及清洁情况	6
		告知：操作目的、操作方法及不良反应、配合方法	2
	用物准备（4分）	用物准备正确，摆放整齐合理，且符合无菌要求	2
		用物在有效期内	2
	环境准备（1分）	整洁、明亮、无干扰	1
操作过程（60分）	核对（2分）	患者姓名、治疗单、耳别	2
	体位（4分）	坐位或侧卧位	4
	操作过程（42分）	暴露外耳道、固定头发	2
		戴手套	2
		检查外耳道 清理外耳道	4
		涂抹脱毛膏范围、深度合适	4
		等待时间合适	6
		脱毛手法正确	6
		清洗外耳道	6
		检查脱毛膏、耳毛无残留	2
		无皮肤损伤或疼痛	4
		观察患者反应	4
		脱手套、手消毒	2

（续上表）

项目		质量标准	分值
操作过程（60分）	核对（2分）	患者姓名、治疗单、耳别	2
	健康教育（4分）	交代注意事项	4
	整理（6分）	整理床单位，协助患者取舒适体位	2
		正确处理污物，分类处置	2
		洗手、记录	2
评价（20分）	临床思维能力（10分）	护理评估能准确反映患者病情	5
		操作过程能体现临床思维和应变能力	5
	相关知识（5分）	知晓外耳道备皮的目的、注意事项、不良反应的处理	5
	态度、沟通（3分）	态度认真，关心患者，注意患者的舒适、安全与心理	3
	操作时间（2分）	≤15 min	2

第三节 耳后注射法

【概述】

耳后注射是一种治疗突发性耳聋的局部给药方法，是将一定量药液注入耳后筛区骨膜下的方法。

【目标】

一、知识目标

1. 能够阐述耳后注射的目的、适应证、禁忌证、注射部位的定位方法。

2. 能够说出耳后注射的不良反应及处理方法。

3. 熟悉耳后注射药物的作用原理。

二、能力目标

1. 能够根据患者病情，正确准备操作用物，合理安排操作计划。

2. 能够规范、安全完成耳后注射。

3. 能判断出现的不良反应，并积极对症处理。

三、素质目标

1. 注重与患者的沟通交流，具备人文关怀意识。

2. 使用无痛注射技术，提高患者的舒适度与配合度。

3. 具备应变处置能力。

【评价】

1. 操作流程流畅、规范，达到良好注射效果。

2. 护士能够使用临床思维进行操作，且具有应变能力和人文关怀意识。

【步骤及要点说明】

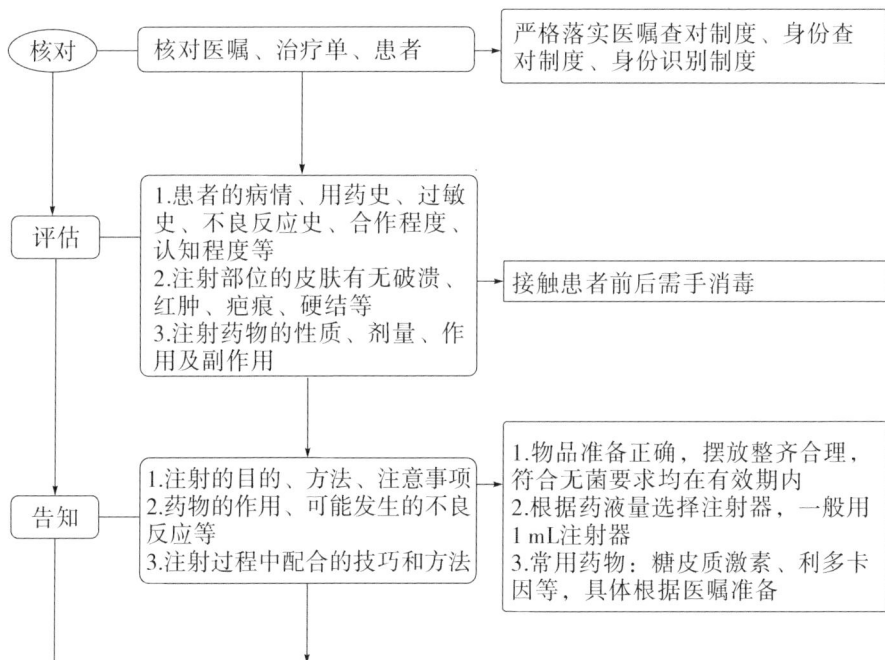

```
核对 ──→ 核对医嘱、治疗单、患者 ──→ 严格落实医嘱查对制度、身份查
                                      对制度、身份识别制度

评估 ──→ 1.患者的病情、用药史、过敏
         史、不良反应史、合作程度、
         认知程度等
         2.注射部位的皮肤有无破溃、 ──→ 接触患者前后需手消毒
         红肿、疤痕、硬结等
         3.注射药物的性质、剂量、作
         用及副作用

告知 ──→ 1.注射的目的、方法、注意事项    1.物品准备正确，摆放整齐合理，
         2.药物的作用、可能发生的不良   符合无菌要求均在有效期内
         反应等                       2.根据药液量选择注射器，一般用
         3.注射过程中配合的技巧和方法   1 mL注射器
                                      3.常用药物：糖皮质激素、利多卡
                                      因等，具体根据医嘱准备
```

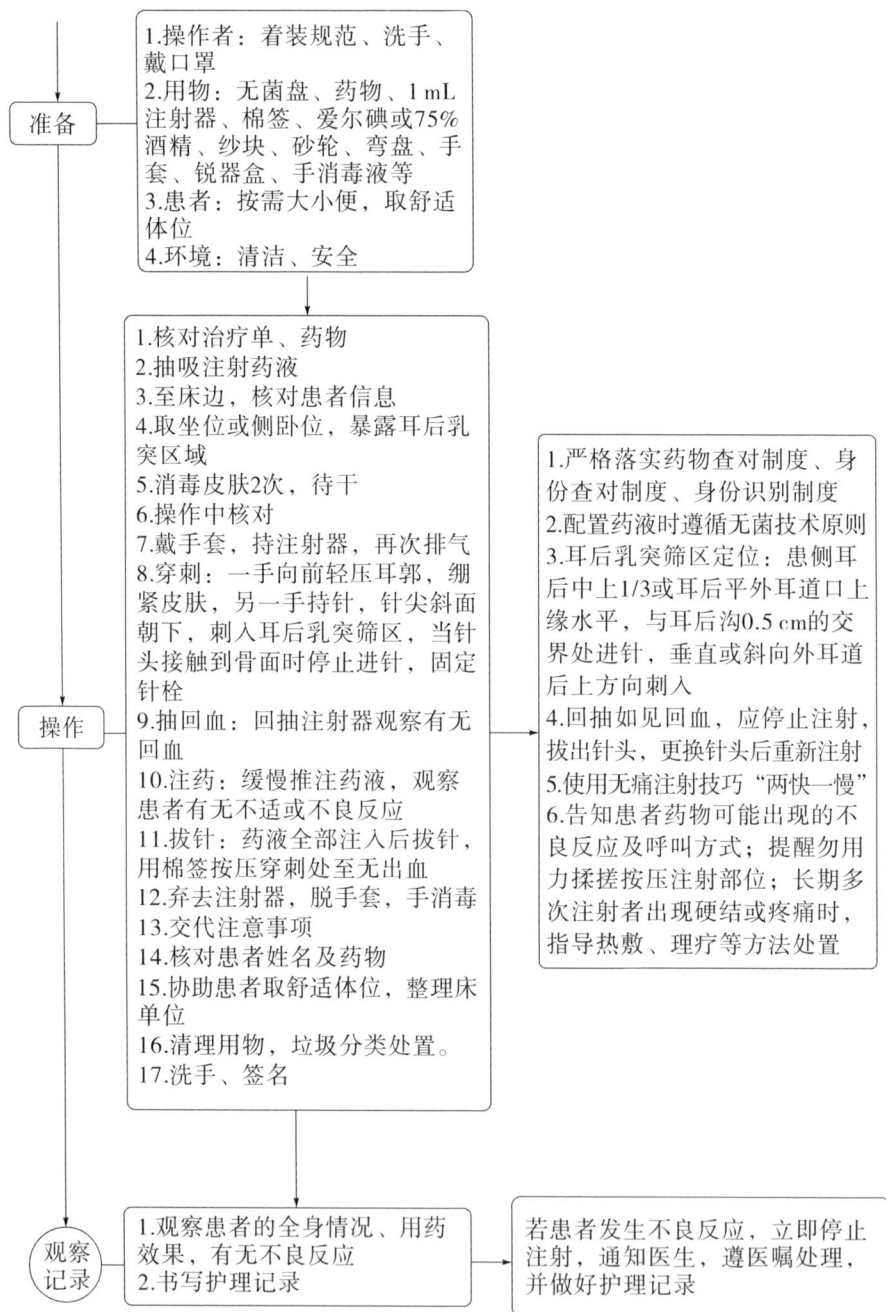

准备
1.操作者：着装规范、洗手、戴口罩
2.用物：无菌盘、药物、1 mL注射器、棉签、爱尔碘或75%酒精、纱块、砂轮、弯盘、手套、锐器盒、手消毒液等
3.患者：按需大小便，取舒适体位
4.环境：清洁、安全

操作
1.核对治疗单、药物
2.抽吸注射药液
3.至床边，核对患者信息
4.取坐位或侧卧位，暴露耳后乳突区域
5.消毒皮肤2次，待干
6.操作中核对
7.戴手套，持注射器，再次排气
8.穿刺：一手向前轻压耳郭，绷紧皮肤，另一手持针，针尖斜面朝下，刺入耳后乳突筛区，当针头接触到骨面时停止进针，固定针栓
9.抽回血：回抽注射器观察有无回血
10.注药：缓慢推注药液，观察患者有无不适或不良反应
11.拔针：药液全部注入后拔针，用棉签按压穿刺处至无出血
12.弃去注射器，脱手套，手消毒
13.交代注意事项
14.核对患者姓名及药物
15.协助患者取舒适体位，整理床单位
16.清理用物，垃圾分类处置。
17.洗手、签名

1.严格落实药物查对制度、身份查对制度、身份识别制度
2.配置药液时遵循无菌技术原则
3.耳后乳突筛区定位：患侧耳后中上1/3或耳后平外耳道口上缘水平，与耳后沟0.5 cm的交界处进针，垂直或斜向外耳道后上方向刺入
4.回抽如见回血，应停止注射，拔出针头，更换针头后重新注射
5.使用无痛注射技巧"两快一慢"
6.告知患者药物可能出现的不良反应及呼叫方式；提醒勿用力揉搓按压注射部位；长期多次注射者出现硬结或疼痛时，指导热敷、理疗等方法处置

观察记录
1.观察患者的全身情况、用药效果，有无不良反应
2.书写护理记录

若患者发生不良反应，立即停止注射，通知医生，遵医嘱处理，并做好护理记录

耳后注射法操作考核评分标准

项目		质量标准	分值
操作前 （20分）	操作者仪态 （3分）	着装规范	1
		洗手、戴口罩	2
	核对 （2分）	核对医嘱、治疗单、患者	2
	评估和告知 （8分）	评估：患者病情、用药史、过敏史、合作程度、认知程度、注射部位情况，询问二便需求	5
		告知：操作目的、方法、注意事项和配合方法	2
		接触患者后手消毒	1
	用物准备 （6分）	用物准备正确	2
		用物摆放整齐合理，且符合无菌要求	2
		用物在有效期内	2
	环境准备 （1分）	环境清洁安全，温、湿度适宜	1
操作步骤 （60分）	抽吸药液 （15分）	核对治疗单、药物	2
		消毒药物瓶口、方法正确	1
		安瓿锯后消毒，用纱块包裹掰开，检查瓶内有无碎屑	2
		注射器及针头选择合适、配置药物手法正确	2
		无浪费药液、无药液沿针头倒流、排气手法正确	3
		单手回套法回套针头、放置正确，双人核对药物	2
		遵循无菌原则	3
	注射 （34分）	体位正确舒适	2
		注射部位消毒规范、消毒次数正确、待干	2
		询问患者姓名、核对药名	2
		戴手套，再次排气，排气方法正确，无浪费药液	4
		绷紧皮肤、持针手法正确	2
		穿刺部位正确	3

（续上表）

项目		质量标准	分值
操作步骤（60分）	注射（34分）	穿刺方法正确	3
		穿刺角度和深度正确	3
		固定针栓有效、有抽回血	3
		推药速度合适、无渗出药液	2
		有观察患者的反应	3
		拔针方法正确、按压时间够	3
		脱手套、手消毒	2
	健康教育（3分）	交代注意事项	3
	核对（2分）	患者姓名、药物、治疗单、签名	2
	整理（6分）	整理床单位，协助患者取舒适体位	2
		正确处理用物，污物分类处置	2
		洗手、记录	2
评价（20分）	临床思维能力（10分）	根据病情选择体位，操作过程注意患者的舒适与安全	5
		能及时、有效处理患者发生的不良反应，体现应变能力	5
	相关知识（5分）	知晓耳后注射穿刺定位、注射药物和不良反应的相关知识	5
	态度、沟通（3分）	态度认真，关心患者，沟通恰当有效	3
	操作时间（2分）	≤10 min	2

第四节　鼻窦负压置换法

【概述】

鼻窦负压置换是采用负压吸引装置间歇性吸引鼻腔及鼻窦内分泌物，使鼻窦内形成负压，药液在大气压作用下经窦口进入鼻窦，进行反复冲洗及局部用药的治疗方法，是治疗各型慢性鼻窦炎的重要保守治疗方法之一。

【目标】

一、知识目标

1. 能正确阐述鼻窦负压置换的基本原理、目的、适应证、禁忌证。

2. 能说出对常见的不良反应的观察及处理方法。

二、能力目标

1. 能结合病情评估患者病情及鼻部情况。

2. 能规范完成鼻窦负压置换操作。

3. 能及时发现和正确处理相关不良反应。

三、素质目标

1. 与患者有效沟通交流，进行健康教育，提供人文关怀。

2. 具备临床思维和应变处置能力。

【评价】

1. 操作流程清晰流畅，动作轻柔，达到治疗目的，体现人文关怀。

2. 能及时发现并正确处理不良反应，患者无严重并发症发生。

3. 具备临床思维和应变能力。

【步骤及要点说明】

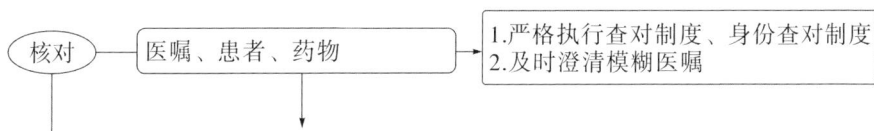

```
┌──────┐      ┌──────────────┐      ┌─────────────────────────────────┐
│ 核对 │──────│ 医嘱、患者、药物 │──────│ 1.严格执行查对制度、身份查对制度      │
└──────┘      └──────────────┘      │ 2.及时澄清模糊医嘱                  │
    │                 │              └─────────────────────────────────┘
    │                 │
```

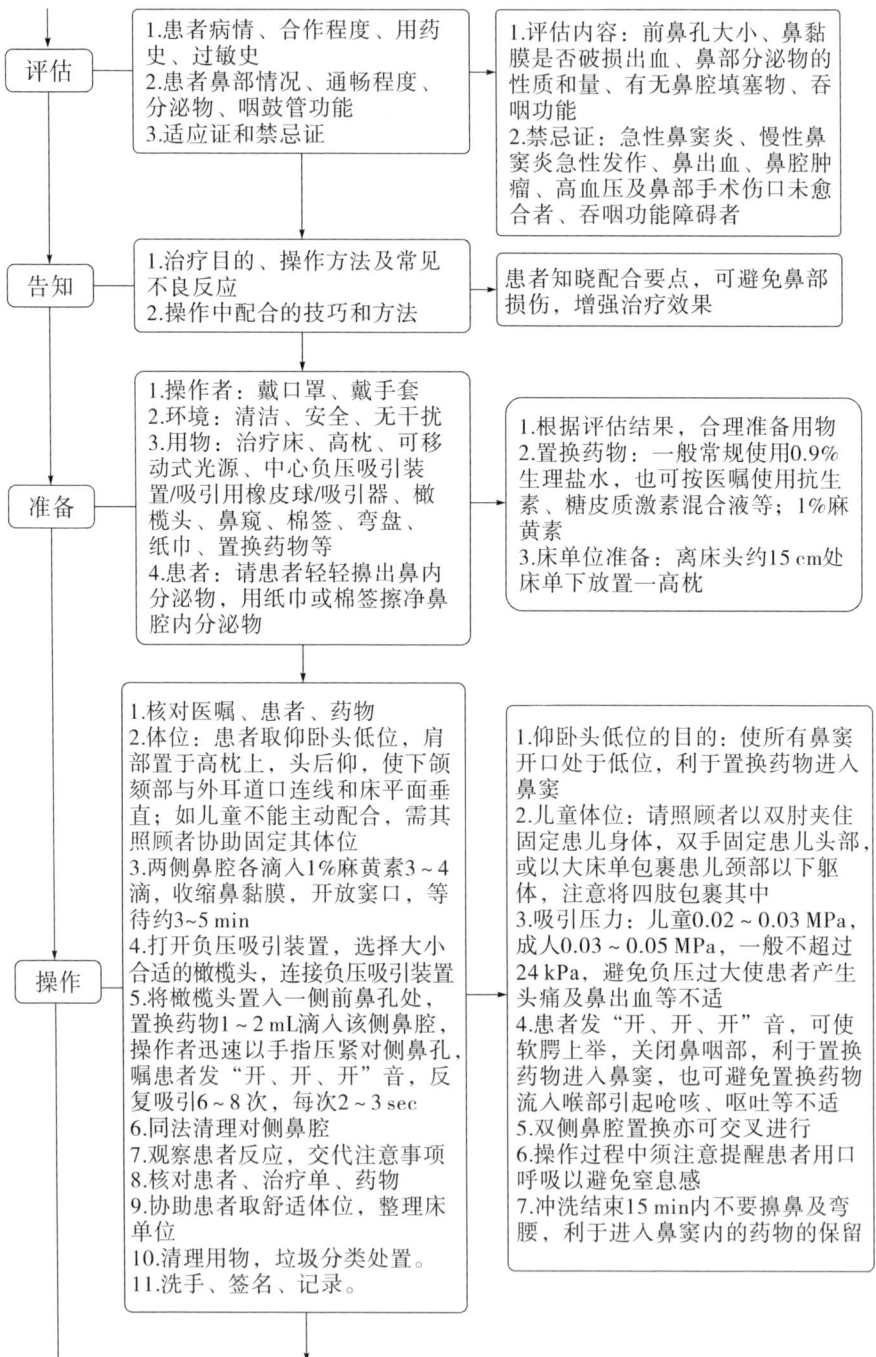

评估

1.患者病情、合作程度、用药史、过敏史
2.患者鼻部情况、通畅程度、分泌物、咽鼓管功能
3.适应证和禁忌证

→

1.评估内容：前鼻孔大小、鼻黏膜是否破损出血、鼻部分泌物的性质和量、有无鼻腔填塞物、吞咽功能
2.禁忌证：急性鼻窦炎、慢性鼻窦炎急性发作、鼻出血、鼻腔肿瘤、高血压及鼻部手术伤口未愈合者、吞咽功能障碍者

告知

1.治疗目的、操作方法及常见不良反应
2.操作中配合的技巧和方法

→

患者知晓配合要点，可避免鼻部损伤，增强治疗效果

准备

1.操作者：戴口罩、戴手套
2.环境：清洁、安全、无干扰
3.用物：治疗床、高枕、可移动式光源、中心负压吸引装置/吸引用橡皮球/吸引器、橄榄头、鼻窥、棉签、弯盘、纸巾、置换药物等
4.患者：请患者轻轻擤出鼻内分泌物，用纸巾或棉签擦净鼻腔内分泌物

→

1.根据评估结果，合理准备用物
2.置换药物：一般常规使用0.9%生理盐水，也可按医嘱使用抗生素、糖皮质激素混合液等；1%麻黄素
3.床单位准备：离床头约15 cm处床单下放置一高枕

操作

1.核对医嘱、患者、药物
2.体位：患者取仰卧头低位，肩部置于高枕上，头后仰，使下颌颏部与外耳道口连线和床平面垂直；如儿童不能主动配合，需其照顾者协助固定其体位
3.两侧鼻腔各滴入1%麻黄素3～4滴，收缩鼻黏膜，开放窦口，等待约3～5 min
4.打开负压吸引装置，选择大小合适的橄榄头，连接负压吸引装置
5.将橄榄头置入一侧前鼻孔处，置换药物1～2 mL滴入该侧鼻腔，操作者迅速以手指压紧对侧鼻孔，嘱患者发"开、开、开"音，反复吸引6～8次，每次2～3 sec
6.同法清理对侧鼻腔
7.观察患者反应，交代注意事项
8.核对患者、治疗单、药物
9.协助患者取舒适体位，整理床单位
10.清理用物，垃圾分类处置。
11.洗手、签名、记录。

→

1.仰卧头低位的目的：使所有鼻窦开口处于低位，利于置换药物进入鼻窦
2.儿童体位：请照顾者以双肘夹住固定患儿身体，双手固定患儿头部，或以大床单包裹患儿颈部以下躯体，注意将四肢包裹其中
3.吸引压力：儿童0.02～0.03 MPa，成人0.03～0.05 MPa，一般不超过24 kPa，避免负压过大使患者产生头痛及鼻出血等不适
4.患者发"开、开、开"音，可使软腭上举，关闭鼻咽部，利于置换药物进入鼻窦，也可避免置换药物流入喉部引起呛咳、呕吐等不适
5.双侧鼻腔置换亦可交叉进行
6.操作过程中须注意提醒患者用口呼吸以避免窒息感
7.冲洗结束15 min内不要擤鼻及弯腰，利于进入鼻窦内的药物的保留

观察记录

1.观察患者不良反应并及时正确处理：
①呕吐：停止治疗，抱起患儿，轻拍背部，预防呕吐物误吸引起窒息意外
②鼻出血：停止治疗，遵医嘱按鼻出血疾病常规处理。下次治疗应在黏膜修复1～2天后进行
③头痛及头晕：通常症状较轻，治疗后嘱患者平卧休息5～10 min后即可缓解
④耳痛：负压吸引使中耳腔负压过大所致，应立即停止治疗，避免中耳渗出性出血
2.评估患者鼻部症状有无改善

鼻窦负压置换法操作考核评分标准

项目		质量标准	分值
操作前 （20分）	操作者仪态 （2分）	着装规范	1
		戴口罩、戴手套	1
	核对 （3分）	患者身份	2
		医嘱、治疗单、药物	1
	评估和告知 （6分）	评估：患者病情、合作程度、用药史、过敏史、鼻部情况、通畅程度、分泌物、咽鼓管功能，适应证和禁忌证	4
		告知：治疗目的、操作方法及常见不良反应、配合方法	2
	用物准备 （8分）	用物准备正确	2
		用物摆放整齐合理，且符合无菌要求	2
		用物在有效期内	2
		检查负压装置	2
	环境准备 （1分）	清洁、安全、无干扰	1
操作步骤 （60分）	体位 （4分）	患者取仰卧头低位	4
	操作前核对 （4分）	患者身份、治疗单、药物	4

（续上表）

项目		质量标准	分值
操作步骤（60分）	负压置换（42分）	两侧鼻腔滴入麻黄素，方法和用量正确	4
		收缩时间合理	2
		调节负压装置压力合适	2
		橄榄头型号合适	2
		连接负压吸引装置	2
		冲洗方法正确	6
		指导患者配合方法正确	6
		同法清理对侧鼻腔	12
		观察患者反应	6
	操作后核对（2分）	姓名、治疗单、药物	2
	健康教育（2分）	交代注意事项	2
	整理（6分）	整理床单位，协助患者取舒适体位	2
		正确处理用物，污物分类处置	2
		洗手、签名、记录	2
评价（20分）	临床思维能力（10分）	护理评估准确反映患者病情	5
		操作过程能体现临床思维和应变能力	5
	相关知识（5分）	知晓鼻窦负压置换的基本原理、相关不良反应及处理方法	5
	态度、沟通（3分）	态度认真，关心患者，注意患者的舒适与安全，沟通良好	3
	操作时间（2分）	≤10 min	2

第五节　滴鼻法/鼻腔喷雾法

【概述】

滴鼻/鼻腔喷雾是将药液从前鼻孔滴入或喷入鼻腔的局部给药方法。

【目标】

一、知识目标

1．说出滴鼻/鼻腔喷雾的目的、适应证和禁忌证。

2．阐述操作要点和健康教育知识、用药过程中的常见不良反应。

3．识记滴鼻/鼻腔喷雾常用药物的相关知识。

二、能力目标

1．能够根据患者病情，正确准备操作用物，合理安排操作计划。

2．能够规范、安全地完成滴鼻/鼻腔喷雾的操作。

3．能判断常见的不良反应，并积极对症处理。

三、素质目标

1．注重与患者的沟通交流，体现人文关怀，提高患者的舒适度与配合度。

2．具有慎独精神。

【评价】

1．患者或家属知晓滴鼻/鼻腔喷雾的目的、方法、操作要点和不良反应以及药物的作用。

2．用药规范安全，过程体现人文关怀。

3．具备临床思维和应变处置能力。

【步骤及要点说明】

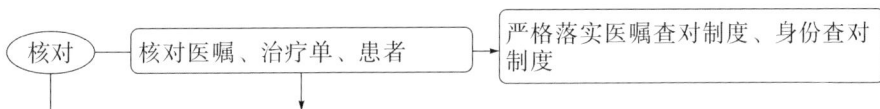

核对 ── 核对医嘱、治疗单、患者 ── 严格落实医嘱查对制度、身份查对制度

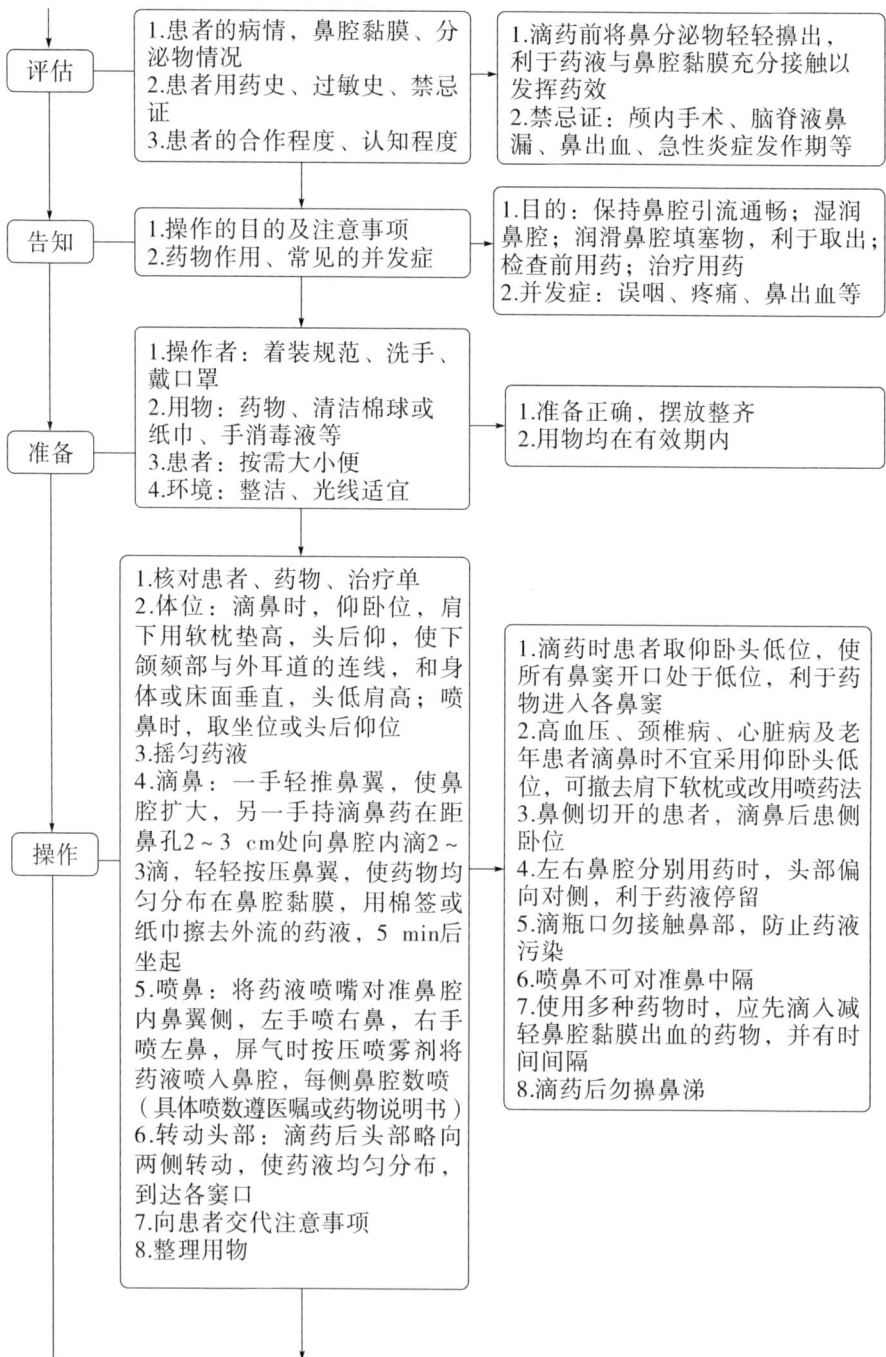

评估	1.患者的病情，鼻腔黏膜、分泌物情况 2.患者用药史、过敏史、禁忌证 3.患者的合作程度、认知程度	1.滴药前将鼻分泌物轻轻擤出，利于药液与鼻腔黏膜充分接触以发挥药效 2.禁忌证：颅内手术、脑脊液鼻漏、鼻出血、急性炎症发作期等
告知	1.操作的目的及注意事项 2.药物作用、常见的并发症	1.目的：保持鼻腔引流通畅；湿润鼻腔；润滑鼻腔填塞物，利于取出；检查前用药；治疗用药 2.并发症：误咽、疼痛、鼻出血等
准备	1.操作者：着装规范、洗手、戴口罩 2.用物：药物、清洁棉球或纸巾、手消毒液等 3.患者：按需大小便 4.环境：整洁、光线适宜	1.准备正确，摆放整齐 2.用物均在有效期内
操作	1.核对患者、药物、治疗单 2.体位：滴鼻时，仰卧位，肩下用软枕垫高，头后仰，使下颌颏部与外耳道的连线，和身体或床面垂直，头低肩高；喷鼻时，取坐位或头后仰位 3.摇匀药液 4.滴鼻：一手轻推鼻翼，使鼻腔扩大，另一手持滴鼻药在距鼻孔2~3 cm处向鼻腔内滴2~3滴，轻轻按压鼻翼，使药物均匀分布在鼻腔黏膜，用棉签或纸巾擦去外流的药液，5 min后坐起 5.喷鼻：将药液喷嘴对准鼻腔内鼻翼侧，左手喷右鼻，右手喷左鼻，屏气时按压喷雾剂将药液喷入鼻腔，每侧鼻腔数喷（具体喷数遵医嘱或药物说明书） 6.转动头部：滴药后头部略向两侧转动，使药液均匀分布，到达各窦口 7.向患者交代注意事项 8.整理用物	1.滴药时患者取仰卧头低位，使所有鼻窦开口处于低位，利于药物进入各鼻窦 2.高血压、颈椎病、心脏病及老年患者滴鼻时不宜采用仰卧头低位，可撤去肩下软枕或改用喷药法 3.鼻侧切开的患者，滴鼻后患侧卧位 4.左右鼻腔分别用药时，头部偏向对侧，利于药液停留 5.滴瓶口勿接触鼻部，防止药液污染 6.喷鼻不可对准鼻中隔 7.使用多种药物时，应先滴入减轻鼻腔黏膜出血的药物，并有时间间隔 8.滴药后勿擤鼻涕

观察
记录

观察患者用药后的效果及不良反应，必要时通知医生，协助处理，并做好记录：
1.呛咳：患者体位不当、过于敏感、药液直接流到咽部时，患者发生应急性吸气，药液可误吸入气管发生剧烈呛咳。此时协助患者坐起，为患者拍背即可缓解
2.疼痛：若药物不是等渗溶液时，可使部分患者感到鼻腔烧灼及刺痛、流泪，此时让患者坐起，使药液流出，尽量减少流入嗅裂的药量
3.鼻出血：少量出血时，护士用棉球压迫出血处，或让患者取坐位，捏紧两侧鼻翼5~10 min即可止血；若出血量大，请医生协助处理

滴鼻法/鼻腔喷雾法操作考核评分标准

项目		质量标准	分值
操作前（20分）	操作者仪态（3分）	着装规范，洗手、戴口罩	3
	核对（2分）	核对医嘱、治疗单、患者	2
	评估和告知（10分）	解释、告知患者取得配合	2
		评估：患者病情、鼻腔黏膜、分泌物情况，有无过敏史、既往史、手术禁忌证、合作程度、认知程度、二便需求	5
		清理鼻腔分泌物	2
		手消毒	1
	用物准备（3分）	用物准备正确，摆放合理，在有效期内	3
	环境准备（2分）	整洁、光线适宜	2
操作步骤（60分）	核对（3分）	双人核对患者、药物、治疗单信息	3
	体位（5分）（选其一）	滴鼻时，取仰卧头低位 喷鼻时，取坐位或头后仰位	5
	摇匀药液（3分）	将药瓶或喷雾剂内的药液轻轻摇匀	3

（续上表）

项目		质量标准	分值
操作步骤（60分）	滴鼻（25分）	轻推鼻翼，暴露鼻腔正确	4
		滴药手法正确	4
		滴数合适	4
		滴鼻药时头部偏向对侧	4
		轻揉鼻翼	3
		维持时间适宜	3
		药瓶口未接触鼻腔	3
	喷鼻（25分）（与滴鼻操作二者选其一）	喷雾口方向正确	5
		左手喷右鼻，右手喷左鼻	5
		喷药时屏住呼吸，喷药时机正确	4
		喷药时头部偏向对侧	3
		喷雾手法正确	3
		剂量合适	3
		维持时间适宜	2
	手消毒（2分）	手消毒	2
	擦拭（3分）	滴药/喷药后用棉球或纸巾擦去外溢的药液	3
	转动头部（3分）	滴药后头部略向两侧转动	3
	健康教育（6分）	交代注意事项	6
	核对（4分）	操作后核对、签名	4
	整理（6分）	整理床单位，协助患者取舒适体位	2
		正确处理污物，分类处置	2
		洗手、记录	2

（续上表）

项目		质量标准	分值
评价（20分）	临床思维能力（10分）	根据病情，选择体位、喷药方法	5
		正确处理各种不良反应，体现临床思维和应变能力	5
	相关知识（5分）	知晓药物相关知识、禁忌证、并发症及其预防、处理的方法	5
	态度、沟通（3分）	态度认真，关心患者，沟通恰当有效，注意患者的舒适与安全	3
	操作时间（2分）	≤8 min	2

注：滴鼻法和鼻腔喷雾法，根据病情选其一进行操作和评分。

第六节　剪鼻毛法

【概述】

剪鼻毛即剪除鼻前庭部位的鼻毛，目的是为做鼻部手术的患者做术前准备，使局部清洁、视野清楚，便于手术操作、观察鼻腔伤口，防止感染等。

【目标】

一、知识目标

1. 能正确阐述剪鼻毛的目的、禁忌证、不良反应和处理方法。

2. 能说出剪鼻毛的操作技巧和要点。

二、能力目标

1. 能使用临床思维评估患者病情，正确选择并使用相关用物。

2. 能够应对操作过程中出现的不良反应及意外情况。

3. 能够按照规范及要求完成操作，达到所需要的效果。

三、素质目标

1. 注重同患者的沟通交流与人文关怀，提供健康教育。

2. 动作轻柔、熟练，减轻患者的恐惧心理。

3. 关注患者，注意病情变化。

【评价】

1. 态度亲切，与患者沟通良好，对患者宣教效果佳，取得患者高度配合。

2. 动作熟练轻柔，无黏膜损伤。

3. 时刻关注患者病情变化。

【步骤及要点说明】

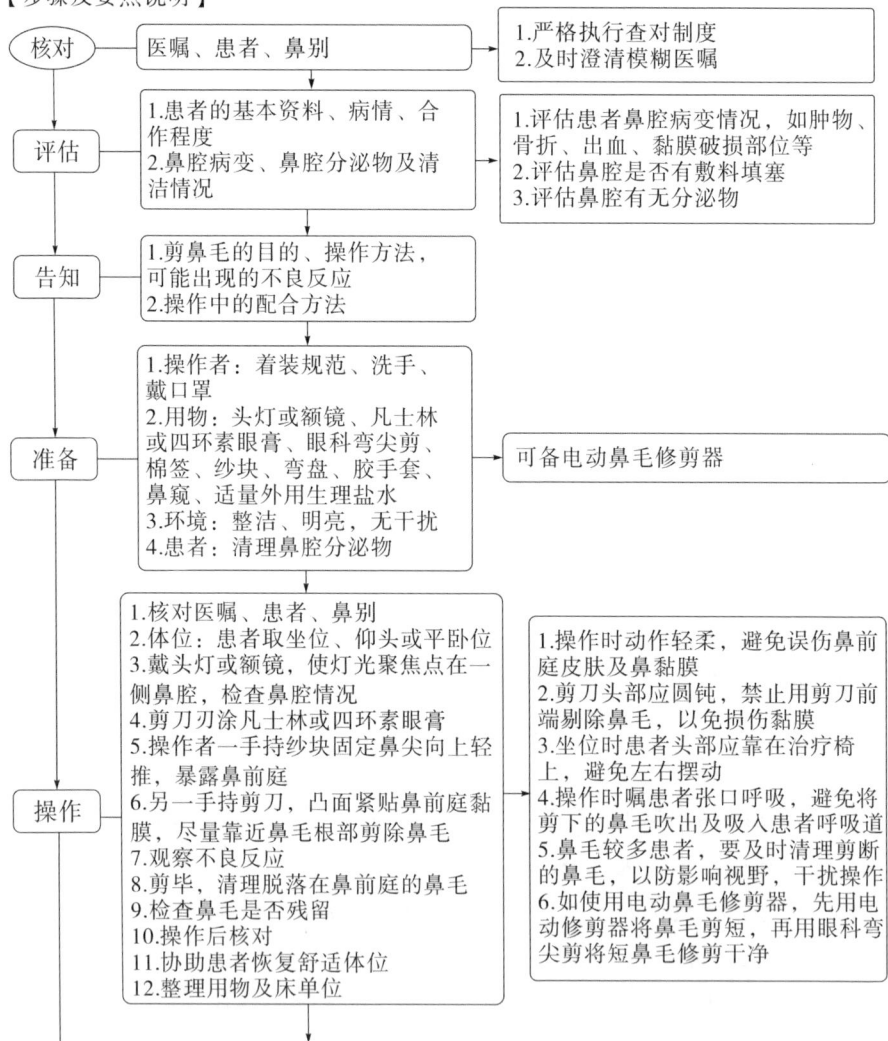

核对 → 医嘱、患者、鼻别 → 1.严格执行查对制度
2.及时澄清模糊医嘱

评估 → 1.患者的基本资料、病情、合作程度
2.鼻腔病变、鼻腔分泌物及清洁情况 → 1.评估患者鼻腔病变情况，如肿物、骨折、出血、黏膜破损部位等
2.评估鼻腔是否有敷料填塞
3.评估鼻腔有无分泌物

告知 → 1.剪鼻毛的目的、操作方法，可能出现的不良反应
2.操作中的配合方法

准备 → 1.操作者：着装规范、洗手、戴口罩
2.用物：头灯或额镜、凡士林或四环素眼膏、眼科弯尖剪、棉签、纱块、弯盘、胶手套、鼻窥、适量外用生理盐水
3.环境：整洁、明亮、无干扰
4.患者：清理鼻腔分泌物 → 可备电动鼻毛修剪器

操作 → 1.核对医嘱、患者、鼻别
2.体位：患者取坐位、仰头或平卧位
3.戴头灯或额镜，使灯光聚焦点在一侧鼻腔，检查鼻腔情况
4.剪刀刃涂凡士林或四环素眼膏
5.操作者一手持纱块固定鼻尖向上轻推，暴露鼻前庭
6.另一手持剪刀，凸面紧贴鼻前庭黏膜，尽量靠近鼻毛根部剪除鼻毛
7.观察不良反应
8.剪毕，清理脱落在鼻前庭的鼻毛
9.检查鼻毛是否残留
10.操作后核对
11.协助患者恢复舒适体位
12.整理用物及床单位 → 1.操作时动作轻柔，避免误伤鼻前庭皮肤及鼻黏膜
2.剪刀头部应圆钝，禁止用剪刀前端剔除鼻毛，以免损伤黏膜
3.坐位时患者头部应靠在治疗椅上，避免左右摆动
4.操作时嘱患者张口呼吸，避免将剪下的鼻毛吹出及吸入患者呼吸道
5.鼻毛较多患者，要及时清理剪断的鼻毛，以防影响视野，干扰操作
6.如使用电动鼻毛修剪器，先用电动修剪器将鼻毛剪短，再用眼科弯尖剪将短鼻毛修剪干净

观察记录 → 1.洗手、签名
2.观察患者操作时及操作后不良反应，必要时及时处理并记录

→ 意外处理：
1.瘙痒、打喷嚏：鼻敏感患者多见，可暂停操作，稍事休息后继续完成操作
2.出血：若误伤鼻黏膜，应立即停止修剪，一般用棉签压迫止血即可，若无法缓解，立即报告医生，可用麻黄素棉片覆盖等方法处理

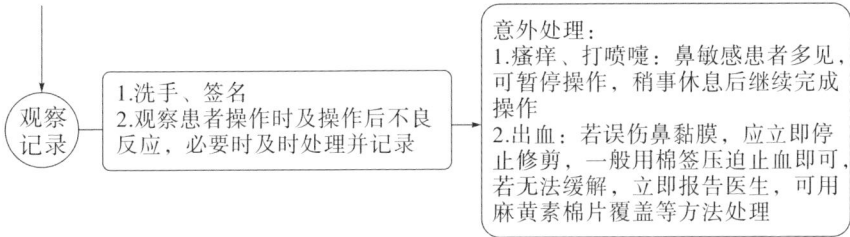

剪鼻毛法操作考核评分标准

项目		质量标准	分值
操作前（20分）	操作者仪态（3分）	着装规范	1
		洗手、戴口罩	2
	核对（4分）	正确识别患者身份	2
		核对医嘱、治疗单、鼻别	2
	评估和告知（6分）	评估：患者的基本资料、病情、合作程度、鼻腔病变、鼻腔分泌物及清洁情况、询问二便	4
		告知：目的、操作方法、可能出现的不良反应、配合方法	2
	用物准备（6分）	用物准备正确	2
		用物摆放整齐合理，且符合无菌要求	2
		用物在有效期内	2
	环境准备（1分）	整洁、明亮、无干扰	1
操作过程（60分）	核对（2分）	患者身份、治疗单、鼻别	2
	体位（4分）	取坐位、仰头或平卧位，舒适	4

（续上表）

项目		质量标准	分值
操作过程（60分）	操作过程（42分）	戴头灯或额镜，对光有效	3
		检查鼻腔	2
		指导患者擤鼻或协助清理鼻腔分泌物	2
		剪刀刃涂凡士林或四环素眼膏	2
		固定鼻尖方法正确	3
		鼻前庭暴露充分	3
		剪刀方向正确	5
		指导张口呼吸	2
		修剪方法正确	5
		清理鼻毛	3
		检查鼻腔	2
		观察患者反应	5
		鼻毛无残留、无损伤	5
	核对（2分）	患者身份、治疗单、鼻别	2
	健康教育（4分）	交代注意事项	4
	整理（6分）	整理床单位，协助患者取舒适体位	2
		正确处理污物，分类处置	2
		洗手、记录	2
评价（20分）	临床思维能力（10分）	护理评估能准确反映患者病情	5
		操作过程能体现临床思维和应变能力	5
	相关知识（5分）	知晓剪鼻毛的目的、注意事项、适应证、对意外的处理	5
	态度、沟通（3分）	态度认真，关心患者，注意患者的舒适、安全与心理	3
	操作时间（2分）	＜15 min	2

第七节 鼻腔冲洗法

【概述】

鼻腔冲洗是一种借助鼻腔冲洗装置，将冲洗液通过一定压力输送到鼻腔、鼻窦、鼻咽部，达到清洁鼻腔及治疗鼻部疾病为目的的治疗方法。该方法的主要作用是清除鼻腔、鼻窦内分泌物，增强纤毛活动，破坏和清除各种抗原、生物膜及炎性介质，保护鼻腔及鼻窦黏膜。

【目标】

一、知识目标

1. 能正确阐述鼻腔冲洗的原理、作用、适应证、禁忌证、并发症。

2. 能正确说出鼻腔冲洗的常用冲洗液、适宜温度、操作要点。

二、能力目标

1. 运用临床思维评估患者病情，正确准备操作用物，合理安排操作计划。

2. 规范、安全完成鼻腔冲洗法的操作。

3. 能判断常见的不良反应，并积极对症处理。

三、素质目标

1. 注意同患者的沟通交流与人文关怀，提供健康教育。

2. 关注患者的鼻腔冲洗的舒适度和冲洗效果。

【评价】

1. 能够运用临床思维进行操作，操作规范。

2. 具有应变能力和人文关怀意识。

3. 患者健康教育效果好，掌握冲洗方法。

【步骤及要点说明】

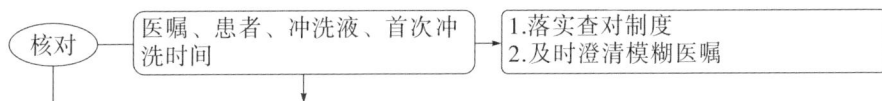

核对 → 医嘱、患者、冲洗液、首次冲洗时间 → 1.落实查对制度 2.及时澄清模糊医嘱

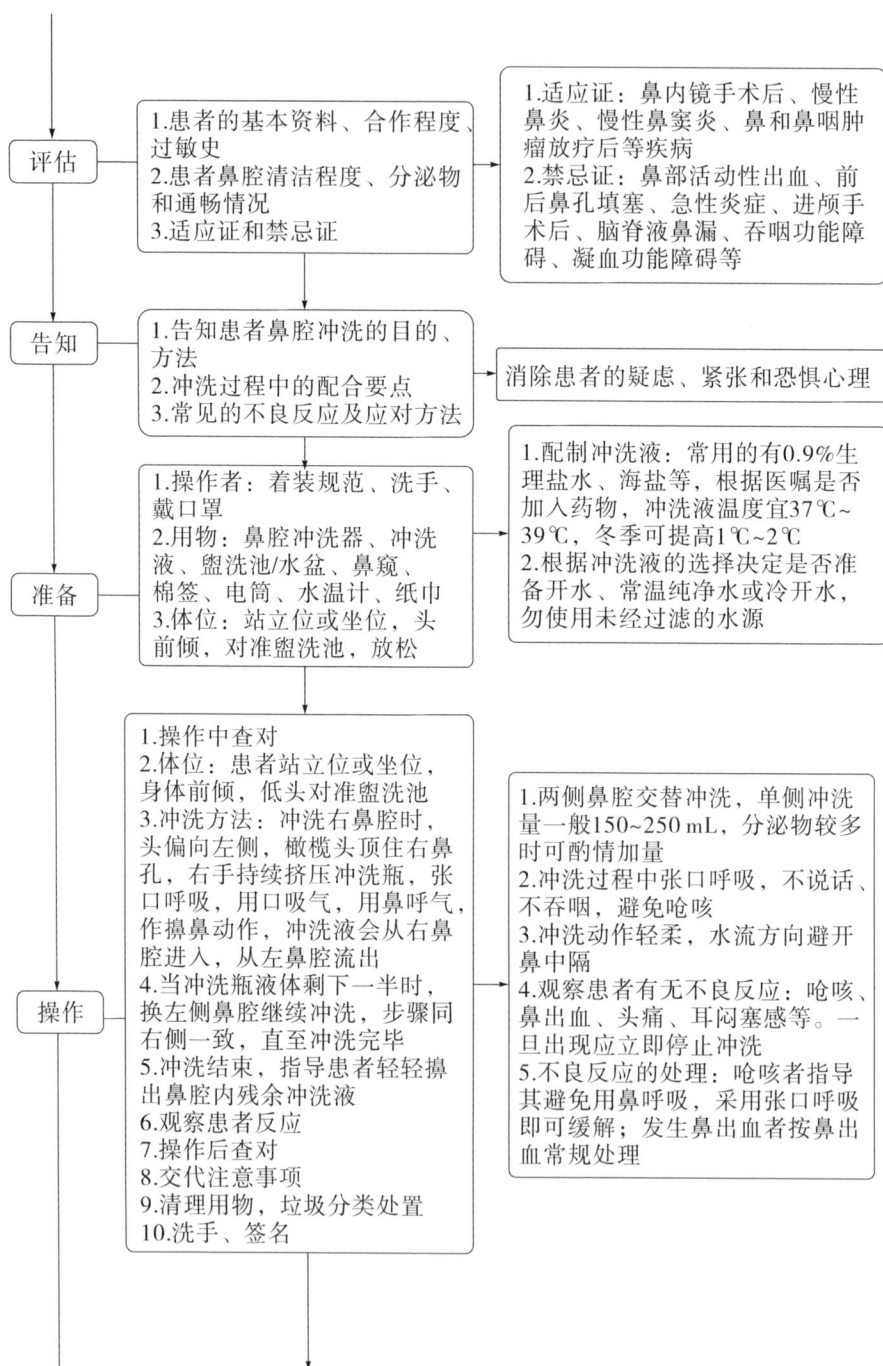

评估

1.患者的基本资料、合作程度、过敏史
2.患者鼻腔清洁程度、分泌物和通畅情况
3.适应证和禁忌证

→

1.适应证：鼻内镜手术后、慢性鼻炎、慢性鼻窦炎、鼻和鼻咽肿瘤放疗后等疾病
2.禁忌证：鼻部活动性出血、前后鼻孔填塞、急性炎症、进颅手术后、脑脊液鼻漏、吞咽功能障碍、凝血功能障碍等

告知

1.告知患者鼻腔冲洗的目的、方法
2.冲洗过程中的配合要点
3.常见的不良反应及应对方法

→ 消除患者的疑虑、紧张和恐惧心理

准备

1.操作者：着装规范、洗手、戴口罩
2.用物：鼻腔冲洗器、冲洗液、盥洗池/水盆、鼻窥、棉签、电筒、水温计、纸巾
3.体位：站立位或坐位，头前倾，对准盥洗池，放松

→

1.配制冲洗液：常用的有0.9%生理盐水、海盐等，根据医嘱是否加入药物，冲洗液温度宜37℃~39℃，冬季可提高1℃~2℃
2.根据冲洗液的选择决定是否准备开水、常温纯净水或冷开水，勿使用未经过滤的水源

操作

1.操作中查对
2.体位：患者站立位或坐位，身体前倾，低头对准盥洗池
3.冲洗方法：冲洗右鼻腔时，头偏向左侧，橄榄头顶住右鼻孔，右手持续挤压冲洗瓶，张口呼吸，用口吸气，用鼻呼气，作擤鼻动作，冲洗液会从右鼻腔进入，从左鼻腔流出
4.当冲洗瓶液体剩下一半时，换左侧鼻腔继续冲洗，步骤同右侧一致，直至冲洗完毕
5.冲洗结束，指导患者轻轻擤出鼻腔内残余冲洗液
6.观察患者反应
7.操作后查对
8.交代注意事项
9.清理用物，垃圾分类处置
10.洗手、签名

→

1.两侧鼻腔交替冲洗，单侧冲洗量一般150~250 mL，分泌物较多时可酌情加量
2.冲洗过程中张口呼吸，不说话、不吞咽，避免呛咳
3.冲洗动作轻柔，水流方向避开鼻中隔
4.观察患者有无不良反应：呛咳、鼻出血、头痛、耳闷塞感等。一旦出现应立即停止冲洗
5.不良反应的处理：呛咳者指导其避免用鼻呼吸，采用张口呼吸即可缓解；发生鼻出血者按鼻出血常规处理

观察
记录

1.鼻腔分泌物情况
2鼻腔症状及体征有无改善
3.患者是否有不适主诉和不良反应
4.书写护理记录

鼻腔冲洗法操作考核评分标准

项目		质量标准	分值
操作前（20分）	操作者仪态（4分）	着装规范	2
		洗手、戴口罩	2
	核对（4分）	患者身份	2
		医嘱、治疗单	2
	评估和告知（8分）	评估：患者的基本资料、合作程度、过敏史、首次冲洗时间、鼻腔清洁程度、分泌物和通畅情况、适应证和禁忌证、鼻腔冲洗器性能	6
		告知：治疗目的、方法、配合要点	2
	用物准备（3分）	用物准备正确，摆放合理，在有效期内	3
	环境准备（1分）	清洁、无干扰	1
操作步骤（60分）	配制冲洗液（8分）	先加纯净水或冷开水再缓慢加入开水	2
		水温合适	2
		加入海盐/药物	2
		摇匀冲洗液	2
	核对（2分）	医嘱、患者身份、冲洗液、温度	2
	体位（2分）	指导患者站位或坐位，头前倾，面部对准盥洗池/盥洗盆	2

（续上表）

项目		质量标准	分值
操作步骤（60分）	鼻腔冲洗（35分）	冲洗右鼻腔时，头偏向左侧	2
		橄榄头顶住右鼻孔不漏气，未对准鼻中隔	2
		张口呼吸，用口吸气用鼻呼气，作擤鼻动作	3
		挤压冲洗瓶，压力合适	2
		冲洗液顺利冲入和引出	3
		单侧冲洗安全、干净、有效	4
		换左侧鼻腔继续冲洗，步骤同右侧一致，直至冲洗液用尽	10
		操作过程中观察患者反应	5
		冲洗结束，轻轻擤出鼻腔内残余冲洗液	2
		协助患者清洁鼻面部水渍	2
	健康教育（5分）	交代注意事项	5
	核对（2分）	治疗单、患者身份	2
	整理（6分）	协助患者取舒适体位	2
		正确处理污物，分类放置	2
		洗手、签名、记录	2
评价（20分）	临床思维能力（10分）	护理评估能准确反映患者病情，健康宣教体现个性化	5
		操作过程能体现临床思维和应变能力	5
	相关知识（5分）	知晓鼻腔冲洗的方法、不良反应和处理方法	5
	态度、沟通（3分）	态度认真，关心患者，注意患者的舒适与安全	3
	操作时间（2分）	<15 min	2

第八节　经鼻雾化吸入法

【概述】

经鼻雾化吸入是利用气溶胶发生装置，将药液冲击成雾状，经鼻吸气进入气道，在鼻腔和咽喉部气道发挥药理作用的治疗方法。一般分为射流式雾化吸入法和超声雾化吸入法，射流式雾化吸入法又包括压缩机（空气）雾化吸入法和氧气雾化吸入法。

【目标】

一、知识目标

1. 阐述经鼻雾化吸入的原理、目的、适应证、禁忌证、不良反应。

2. 识记常用雾化药物及特殊药物相关知识。

二、能力目标

1. 能正确连接雾化装置，规范完成氧气雾化吸入法操作。

2. 能及时识别患者的不良反应并作出相应的处理。

三、素质目标

1. 注意同患者的沟通交流与人文关怀，提高患者的舒适度与配合度。

2. 具有安全意识和应变能力，避免在雾化吸入过程中出现严重不良后果。

【评价】

1. 能规范完成经鼻雾化吸入的操作。

2. 具有良好的临床思维和雾化吸入过程中常见问题的应变处理能力。

3. 注重患者安全，体现人文关怀意识。

【步骤及要点说明】

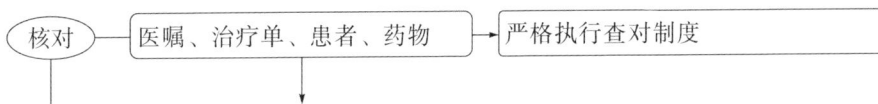

```
核对 ─→ 医嘱、治疗单、患者、药物 ─→ 严格执行查对制度
```

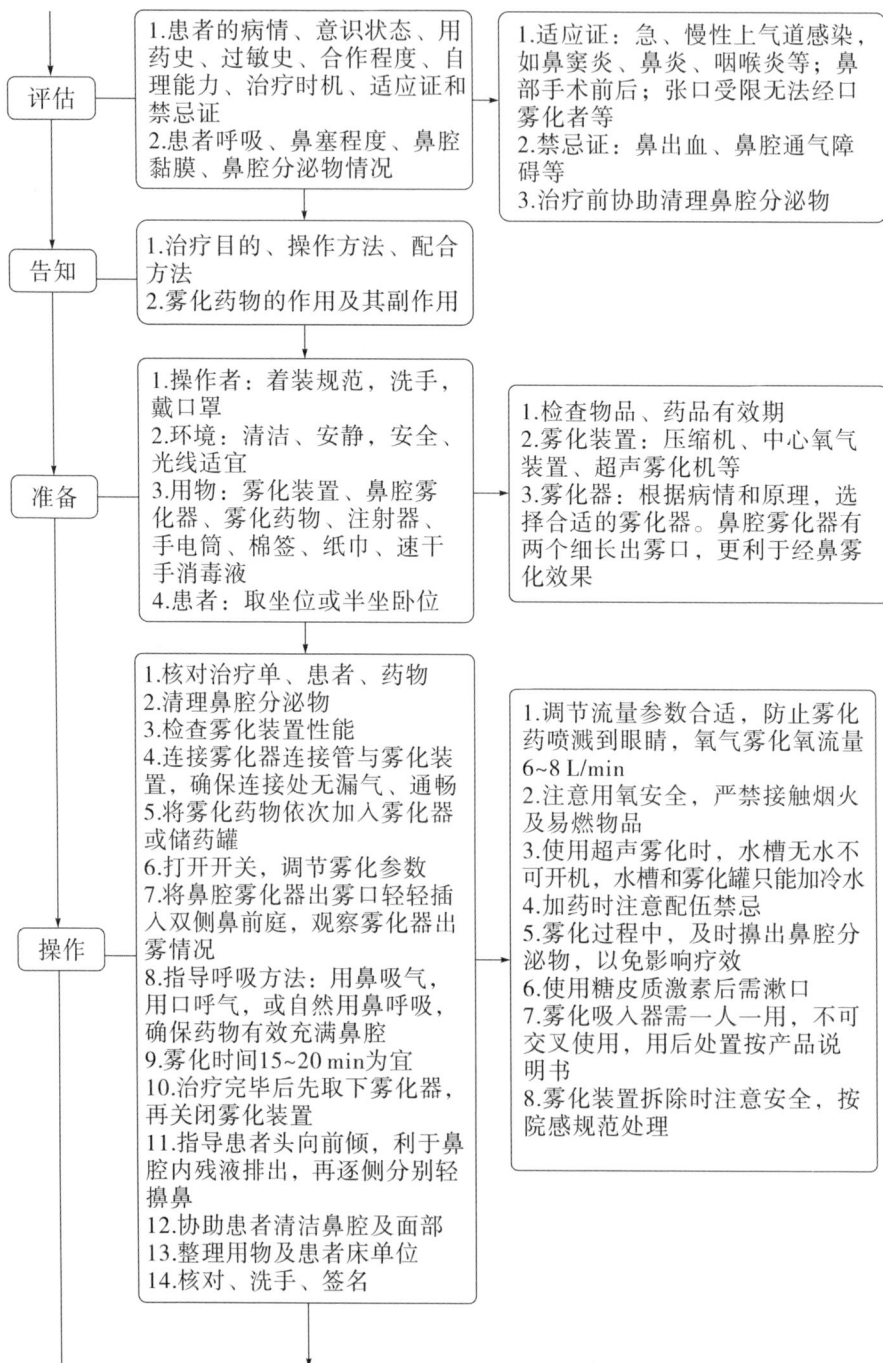

评估

1.患者的病情、意识状态、用药史、过敏史、合作程度、自理能力、治疗时机、适应证和禁忌证
2.患者呼吸、鼻塞程度、鼻腔黏膜、鼻腔分泌物情况

1.适应证：急、慢性上气道感染，如鼻窦炎、鼻炎、咽喉炎等；鼻部手术前后；张口受限无法经口雾化者等
2.禁忌证：鼻出血、鼻腔通气障碍等
3.治疗前协助清理鼻腔分泌物

告知

1.治疗目的、操作方法、配合方法
2.雾化药物的作用及其副作用

准备

1.操作者：着装规范，洗手，戴口罩
2.环境：清洁、安静、安全、光线适宜
3.用物：雾化装置、鼻腔雾化器、雾化药物、注射器、手电筒、棉签、纸巾、速干手消毒液
4.患者：取坐位或半坐卧位

1.检查物品、药品有效期
2.雾化装置：压缩机、中心氧气装置、超声雾化机等
3.雾化器：根据病情和原理，选择合适的雾化器。鼻腔雾化器有两个细长出雾口，更利于经鼻雾化效果

操作

1.核对治疗单、患者、药物
2.清理鼻腔分泌物
3.检查雾化装置性能
4.连接雾化器连接管与雾化装置，确保连接处无漏气、通畅
5.将雾化药物依次加入雾化器或储药罐
6.打开开关，调节雾化参数
7.将鼻腔雾化器出雾口轻轻插入双侧鼻前庭，观察雾化器出雾情况
8.指导呼吸方法：用鼻吸气，用口呼气，或自然用鼻呼吸，确保药物有效充满鼻腔
9.雾化时间15~20 min为宜
10.治疗完毕后先取下雾化器，再关闭雾化装置
11.指导患者头向前倾，利于鼻腔内残液排出，再逐侧分别轻擤鼻
12.协助患者清洁鼻腔及面部
13.整理用物及患者床单位
14.核对、洗手、签名

1.调节流量参数合适，防止雾化药喷溅到眼睛，氧气雾化氧流量6~8 L/min
2.注意用氧安全，严禁接触烟火及易燃物品
3.使用超声雾化时，水槽无水不可开机，水槽和雾化罐只能加冷水
4.加药时注意配伍禁忌
5.雾化过程中，及时擤出鼻腔分泌物，以免影响疗效
6.使用糖皮质激素后需漱口
7.雾化吸入器需一人一用，不可交叉使用，用后处置按产品说明书
8.雾化装置拆除时注意安全，按院感规范处理

```
            ┌──────────────────────────────┐  ┌──────────────────────────────┐
            │                              │  │ 不良反应：                    │
            │ 1.观察患者呼吸，防止窒息、    │  │ 1.呼吸困难：喷雾压力过大、    │
 ┌──────┐   │   药物过敏等                 │  │ 患者无法自主排痰、严重肺阻    │
 │ 观察 │──▶│ 2.记录患者雾化后的效果及不    │──▶│ 塞疾病等原因造成，应暂停雾    │
 │ 记录 │   │   良反应                     │  │ 化，对症处理                  │
 └──────┘   │                              │  │ 2.鼻中隔损伤：动作轻柔，必    │
            │                              │  │ 要时遵医嘱用药                │
            │                              │  │ 3.药物过敏反应，立即停止雾    │
            │                              │  │ 化，按药物过敏处置            │
            └──────────────────────────────┘  └──────────────────────────────┘
```

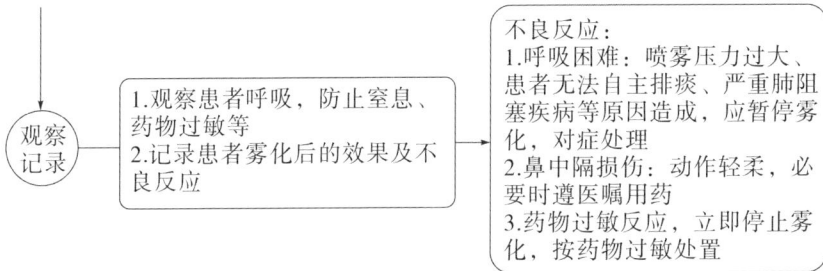

经鼻雾化吸入法操作考核评分标准

项目		质量标准	分值
操作前（20分）	操作者仪态（4分）	着装规范	2
		洗手、戴口罩	2
	核对（2分）	医嘱、治疗单	2
	评估、告知（8分）	评估：患者的病情、意识状态、用药史、过敏史、合作程度、自理能力、治疗时机、适应证和禁忌证；评估患者呼吸、鼻塞程度、鼻腔黏膜、鼻腔分泌物情况	6
		告知：治疗目的、配合要点、药物作用、不良反应	2
	用物准备（4分）	用物准备正确，摆放合理，在有效期内	4
	环境准备（2分）	清洁、安静，安全、光线适宜，防火防爆防油	2
操作过程（60分）	安装检测雾化装置（6分）	安装方法正确	3
		检测性能	3
	体位（4分）	协助患者合适体位	2
		注意患者安全	2
	核对（2分）	医嘱、患者、药物	2

（续上表）

项目		质量标准	分值
操作过程（60分）	雾化（28分）	向雾化器或储药罐中加药	3
		连接雾化器与雾化装置	3
		打开开关，调节雾化参数	4
		将出雾口轻插入鼻腔	4
		观察雾化器出雾情况	3
		指导呼吸方法正确	4
		雾化时间正确	3
		观察患者不良反应	4
	健康教育（4分）	交代注意事项	4
	核对（2分）	治疗单、患者、药物	2
	雾化结束（8分）	停雾化顺序正确	2
		清理鼻腔分泌物	2
		协助患者清洁鼻腔及面部	2
		处置雾化装置和雾化器	2
	整理（6分）	协助患者取舒适体位	2
		正确处理用物，分类放置	2
		洗手、签名、记录	2
评价（20分）	临床思维能力（10分）	物品准备、操作流程能结合病情，体现应变能力	5
		护理效果注意患者舒适与安全，提供个性化健康教育	5
	相关知识（5分）	知晓鼻腔雾化吸入的原理、适应证、禁忌证、不良反应及处理措施	5
	态度、沟通（3分）	态度认真、关心患者、沟通恰当	3
	操作时间（2分）	≤12 min	2

第九节　喉部雾化吸入法

【概述】

喉部雾化吸入是利用气溶胶发生装置，将药液冲击成雾状，经口吸气进入气道，在气道发挥药理作用的治疗方法。一般分为射流式雾化吸入法和超声雾化吸入法，射流式雾化吸入法又包括压缩机（空气）雾化吸入法和氧气雾化吸入法。

【目标】

一、知识目标

1. 阐述喉部雾化吸入的原理、目的、适应证、禁忌证、不良反应。

2. 识记常用雾化药物及特殊药物相关知识。

二、能力目标

1. 能正确连接雾化装置，规范完成喉部雾化吸入的操作。

2. 能及时识别患者的不良反应并作出相应的处理。

三、素质目标

1. 注意同患者的沟通交流与人文关怀，提高患者的舒适度与配合度。

2. 具有安全意识和应变能力，避免在雾化吸入过程中出现严重不良后果。

【评价】

1. 能规范完成喉部雾化吸入的操作。

2. 具有良好的临床思维和雾化吸入过程中常见问题的应变处理能力。

3. 注重患者安全，体现人文关怀意识。

【步骤及要点说明】

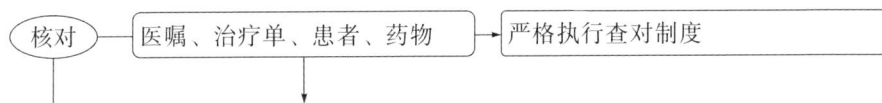

核对 —— 医嘱、治疗单、患者、药物 —— 严格执行查对制度

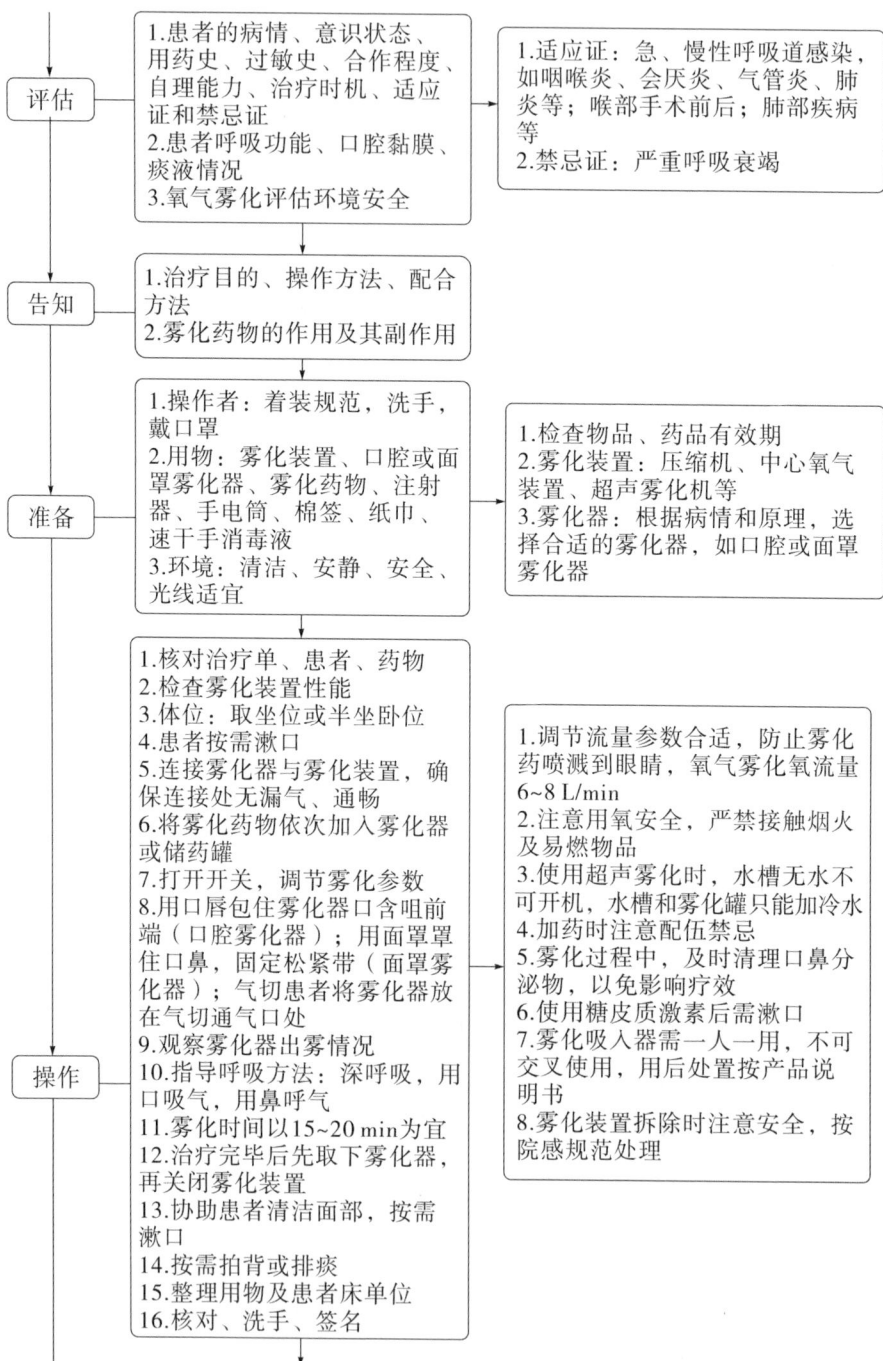

| 评估 | 1.患者的病情、意识状态、用药史、过敏史、合作程度、自理能力、治疗时机、适应证和禁忌证
2.患者呼吸功能、口腔黏膜、痰液情况
3.氧气雾化评估环境安全 | 1.适应证：急、慢性呼吸道感染，如咽喉炎、会厌炎、气管炎、肺炎等；喉部手术前后；肺部疾病等
2.禁忌证：严重呼吸衰竭 |

| 告知 | 1.治疗目的、操作方法、配合方法
2.雾化药物的作用及其副作用 |

| 准备 | 1.操作者：着装规范，洗手，戴口罩
2.用物：雾化装置、口腔或面罩雾化器、雾化药物、注射器、手电筒、棉签、纸巾、速干手消毒液
3.环境：清洁、安静、安全、光线适宜 | 1.检查物品、药品有效期
2.雾化装置：压缩机、中心氧气装置、超声雾化机等
3.雾化器：根据病情和原理，选择合适的雾化器，如口腔或面罩雾化器 |

| 操作 | 1.核对治疗单、患者、药物
2.检查雾化装置性能
3.体位：取坐位或半坐卧位
4.患者按需漱口
5.连接雾化器与雾化装置，确保连接处无漏气、通畅
6.将雾化药物依次加入雾化器或储药罐
7.打开开关，调节雾化参数
8.用口唇包住雾化器口含咀前端（口腔雾化器）；用面罩罩住口鼻，固定松紧带（面罩雾化器）；气切患者将雾化器放在气切通气口处
9.观察雾化器出雾情况
10.指导呼吸方法：深呼吸，用口吸气，用鼻呼气
11.雾化时间以15~20 min为宜
12.治疗完毕后先取下雾化器，再关闭雾化装置
13.协助患者清洁面部，按需漱口
14.按需拍背或排痰
15.整理用物及患者床单位
16.核对、洗手、签名 | 1.调节流量参数合适，防止雾化药喷溅到眼睛，氧气雾化氧流量6~8 L/min
2.注意用氧安全，严禁接触烟火及易燃物品
3.使用超声雾化时，水槽无水不可开机，水槽和雾化罐只能加冷水
4.加药时注意配伍禁忌
5.雾化过程中，及时清理口鼻分泌物，以免影响疗效
6.使用糖皮质激素后需漱口
7.雾化吸入器需一人一用，不可交叉使用，用后处置按产品说明书
8.雾化装置拆除时注意安全，按院感规范处理 |

观察记录 → 1.观察患者呼吸，防止窒息、药物过敏等
2.记录患者雾化后的效果及不良反应

→ 不良反应：
1.呼吸困难：由喷雾压力过大、患者无法自主排痰、严重肺阻塞疾病等原因造成，应暂停雾化，对症处理
2.口腔真菌：使用激素类药物后立即漱口
3.药物过敏反应，立即停止雾化，按药物过敏处置

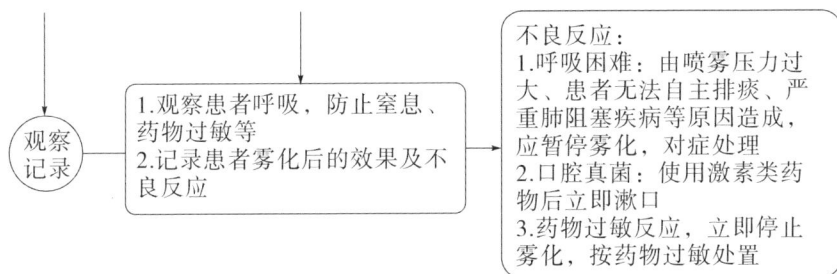

喉部雾化吸入法操作考核评分标准

项目		质量标准	分值
操作前（20分）	操作者仪态（4分）	着装规范	2
		洗手、戴口罩	2
	核对（2分）	医嘱、治疗单	2
	评估、告知（8分）	评估：患者的病情、意识状态、用药史、过敏史、合作程度、自理能力、治疗时机、适应证和禁忌证，患者呼吸功能、口腔黏膜、痰液情况	6
		告知：治疗目的、配合要点、药物作用、不良反应	2
	用物准备（4分）	用物准备正确，摆放合理，在有效期内	4
	环境准备（2分）	清洁、安静，安全、光线适宜，防火、防爆、防油	2
操作过程（60分）	安装检测雾化装置（6分）	安装方法正确	3
		检测性能	3
	体位（4分）	协助患者合适体位	2
		注意患者安全	2
	核对（2分）	医嘱、患者、药物	2

（续上表）

项目		质量标准	分值
操作过程 （60分）	雾化 （28分）	向雾化器或储药罐中加药	3
		连接雾化器与雾化装置	3
		打开开关，调节雾化参数	4
		雾化器出雾口置入位置合适	4
		观察雾化器出雾情况	3
		指导呼吸方法正确	4
		雾化时间正确	3
		观察患者不良反应	4
	健康教育 （4分）	交代注意事项	4
	核对 （2分）	治疗单、患者、药物	2
	雾化结束 （8分）	停雾化顺序正确	2
		协助患者清洁面部、按需漱口	2
		按需拍背、排痰，指导有效咳嗽	2
		处置雾化装置和雾化器	2
	整理 （6分）	协助患者取舒适体位	2
		正确处理用物，分类放置	2
		洗手、签名、记录	2
评价 （20分）	临床思维能力（10分）	用物准备、操作流程能结合病情，体现应变能力	5
		护理效果：注意患者的舒适与安全，提供个性化健康教育	5
	相关知识 （5分）	知晓雾化吸入的原理、适应证、禁忌证、不良反应及处理措施	5
	态度、沟通 （3分）	态度认真、关心患者、沟通恰当	3
	操作时间 （2分）	≤12 min	2

第十节　气管切开换药法

【概述】

气管切开换药是气管切开术后患者的护理方法，目的是清除颈部气管造瘘口周围的分泌物，保持气管切开处清洁干燥，减少细菌及分泌物的刺激，预防局部伤口及呼吸道感染，保证患者经气管造瘘口呼吸通畅。

【目标】

一、知识目标

1. 能正确阐述气管切开换药的目的、适应证、禁忌证、并发症的预防及处理。

2. 能正确说出气管造瘘口的观察要点。

二、能力目标

1. 能使用临床思维评估患者病情，合理安排治疗计划。

2. 能规范、安全完成气管切开换药的操作。

3. 能识别气管切开术后的常见并发症，并对症处理。

三、素质目标

1. 注意同患者的沟通交流与人文关怀，提供个性化的健康教育。

2. 关注患者换药后效果与感受，注意患者的舒适与安全。

3. 体现临床思维和应变能力。

【评价】

1. 态度亲切，与患者沟通良好，动作轻柔、连贯、准确、快速，程序清晰、规范。

2. 气管切开换药的相关理论知识和操作技能掌握全面。

3. 对患者宣教效果良好。

【步骤及要点说明】

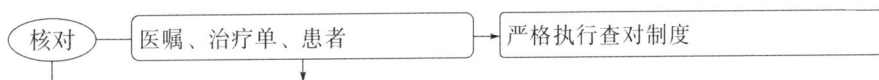

核对 → 医嘱、治疗单、患者 → 严格执行查对制度

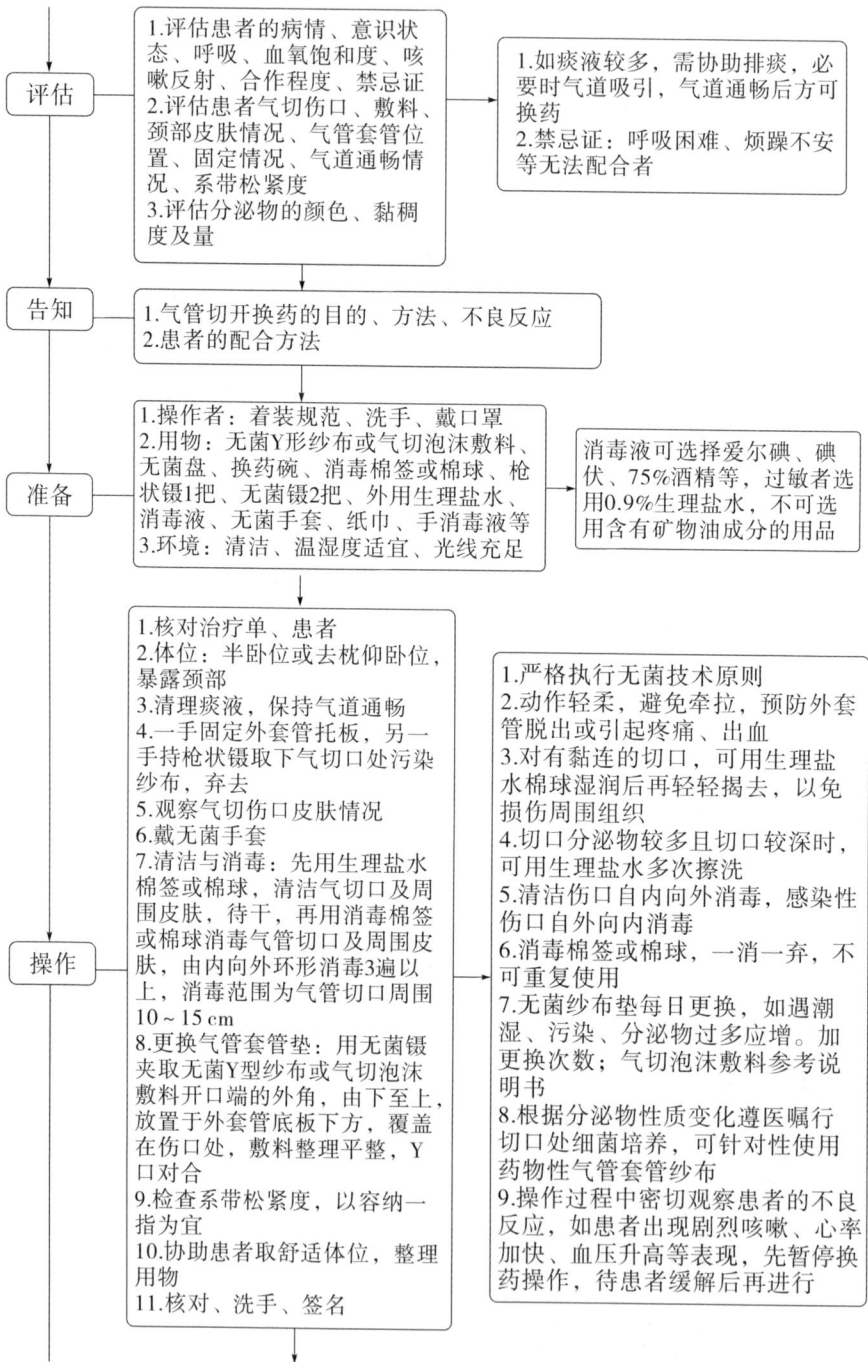

评估

1.评估患者的病情、意识状态、呼吸、血氧饱和度、咳嗽反射、合作程度、禁忌证
2.评估患者气切伤口、敷料、颈部皮肤情况、气管套管位置、固定情况、气道通畅情况、系带松紧度
3.评估分泌物的颜色、黏稠度及量

1.如痰液较多，需协助排痰，必要时气道吸引，气道通畅后方可换药
2.禁忌证：呼吸困难、烦躁不安等无法配合者

告知

1.气管切开换药的目的、方法、不良反应
2.患者的配合方法

准备

1.操作者：着装规范、洗手、戴口罩
2.用物：无菌Y形纱布或气切泡沫敷料、无菌盘、换药碗、消毒棉签或棉球、枪状镊1把、无菌镊2把、外用生理盐水、消毒液、无菌手套、纸巾、手消毒液等
3.环境：清洁、温湿度适宜、光线充足

消毒液可选择爱尔碘、碘伏、75%酒精等，过敏者选用0.9%生理盐水，不可选用含有矿物油成分的用品

操作

1.核对治疗单、患者
2.体位：半卧位或去枕仰卧位，暴露颈部
3.清理痰液，保持气道通畅
4.一手固定外套管托板，另一手持枪状镊取下气切口处污染纱布，弃去
5.观察气切伤口皮肤情况
6.戴无菌手套
7.清洁与消毒：先用生理盐水棉签或棉球，清洁气切口及周围皮肤，待干，再用消毒棉签或棉球消毒气管切口及周围皮肤，由内向外环形消毒3遍以上，消毒范围为气管切口周围10~15 cm
8.更换气管套管垫：用无菌镊夹取无菌Y型纱布或气切泡沫敷料开口端的外角，由下至上，放置于外套管底板下方，覆盖在伤口处，敷料整理平整，Y口对合
9.检查系带松紧度，以容纳一指为宜
10.协助患者取舒适体位，整理用物
11.核对、洗手、签名

1.严格执行无菌技术原则
2.动作轻柔，避免牵拉，预防外套管脱出或引起疼痛、出血
3.对有黏连的切口，可用生理盐水棉球湿润后再轻轻揭去，以免损伤周围组织
4.切口分泌物较多且切口较深时，可用生理盐水多次擦洗
5.清洁伤口自内向外消毒，感染性伤口自外向内消毒
6.消毒棉签或棉球，一消一弃，不可重复使用
7.无菌纱布垫每日更换，如遇潮湿、污染、分泌物过多应增加更换次数；气切泡沫敷料参考说明书
8.根据分泌物性质变化遵医嘱行切口处细菌培养，可针对性使用药物性气管套管纱布
9.操作过程中密切观察患者的不良反应，如患者出现剧烈咳嗽、心率加快、血压升高等表现，先暂停换药操作，待患者缓解后再进行

```
        │
        ↓
  ┌────────┐   ┌──────────────────┐   ┌──────────────────────┐
  │        │   │1.提供患者健康指导  │   │不良反应及处理：        │
  │ 观察   │→ │2.操作中和操作后密切 │→ │1.感染：表现为切口周围皮肤│
  │ 记录   │   │观察患者的不良反应，│   │红肿热痛，可根据患者的痰液、│
  │        │   │及时报告医生，对症   │   │渗液、汗液等情况，增加换药 │
  │        │   │处理并记录           │   │次数，减少对皮肤的刺激，并 │
  └────────┘   └──────────────────┘   │规范消毒               │
                                       │2.压力性损伤：系带过紧或患 │
                                       │者消瘦使固定翼对皮肤造成刺 │
                                       │激，应及时评估颈部皮肤和系 │
                                       │带松紧度，对症处理         │
                                       └──────────────────────┘
```

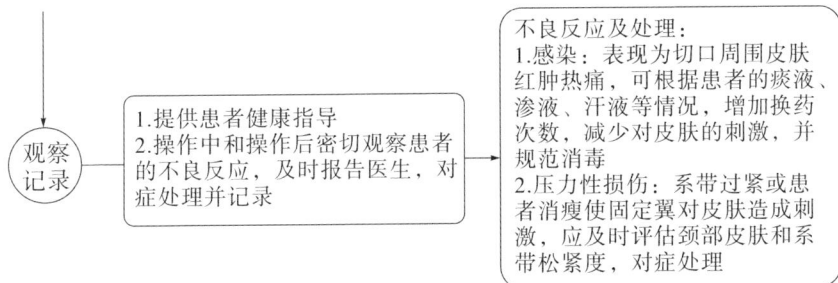

气管切开换药法操作考核评分标准

项目		质量标准	分值
操作前（20分）	操作者仪态（3分）	着装规范	1
		洗手、戴口罩	2
	核对（2分）	医嘱、治疗单、患者	2
	评估和告知（10分）	评估：患者病情、意识状态、呼吸、血氧饱和度、咳嗽反射、合作程度、禁忌证；患者气切伤口、敷料、颈部皮肤情况、气管套管位置、固定情况、气道通畅情况、系带松紧度；分泌物的颜色、黏稠度及量等	8
		告知：气管切开换药的目的、方法、不良反应、配合方法	2
	用物准备（3分）	备物正确，摆放合理，在有效期内	3
	环境准备（2分）	清洁、温湿度适宜、光线充足	2
操作步骤（60分）	核对（2分）	患者、医嘱	2
	体位（4分）	体位正确、舒适，颈部暴露充分	4

（续上表）

项目		质量标准	分值
操作步骤（60分）	换药（42分）	协助排痰	3
		取下污染纱布	3
		观察气切伤口皮肤情况	2
		戴无菌手套	4
		清洁方法正确	4
		消毒方法正确	5
		消毒范围正确	4
		更换气管套管垫方法正确	5
		气管套管垫平整	3
		检查系带松紧度	2
		观察不良反应	5
		脱手套	2
	健康教育（4分）	交代注意事项	4
	核对（2分）	患者、治疗单	2
	整理（6分）	整理床单位，协助患者取舒适体位	2
		正确处理污物，分类处置	2
		洗手，签名、记录	2
评价（20分）	临床思维能力（10分）	护理评估能结合病情，提供个性化健康教育	5
		操作过程能体现临床思维和应变能力	5
	相关知识（5分）	知晓气管切开伤口的观察护理要点，并发症的预防和处理方法	5
	态度、沟通（3分）	态度认真、关心患者、沟通恰当，注意患者的舒适与安全	3
	操作时间（2分）	≤15 min	2

第十一节　气管内套管清洗消毒法（浸泡法）

【概述】

气管内套管清洗消毒是针对气管切开后佩戴气管套管的患者，清洗消毒气管内套管的方法，是气管切开护理的重要环节，是维持气管切开患者气道通畅、预防局部及肺部感染并发症的关键。气管内套管清洗消毒法包括高压蒸汽灭菌法、煮沸消毒法、浸泡消毒法，其中浸泡消毒法适用于所有材质的气管切开套管。

【目标】

一、知识目标

1. 能够说出气管内套管清洗消毒的目的、方法。

2. 能够阐述操作要点、清洗消毒时机、健康教育知识。

3. 能够阐述气管内套管相关的常见并发症、预防和处理措施。

二、能力目标

1. 能够根据患者病情，正确准备操作用物，合理安排操作计划。

2. 能够规范、安全完成气管内套管的清洗消毒，无分泌物残留。

3. 能识别气管内套管相关的并发症，并正确处理。

三、素质目标

1. 注意同患者的沟通交流与人文关怀，提高患者的舒适度与配合度。

2. 具备临床思维和应变能力。

【评价】

1. 患者或家属知晓气管内套管清洗消毒的目的，配合操作。

2. 护士知晓操作方法、操作要点、并发症的应急处理方法。

3. 气管内套管取放方法正确、清洁消毒规范，无分泌物残留。

4. 护士能够使用临床思维进行操作，且具有应变能力和人文关怀意识。

5. 护士熟知气管内套管相关并发症及其应急处理方法。

【步骤及要点说明】

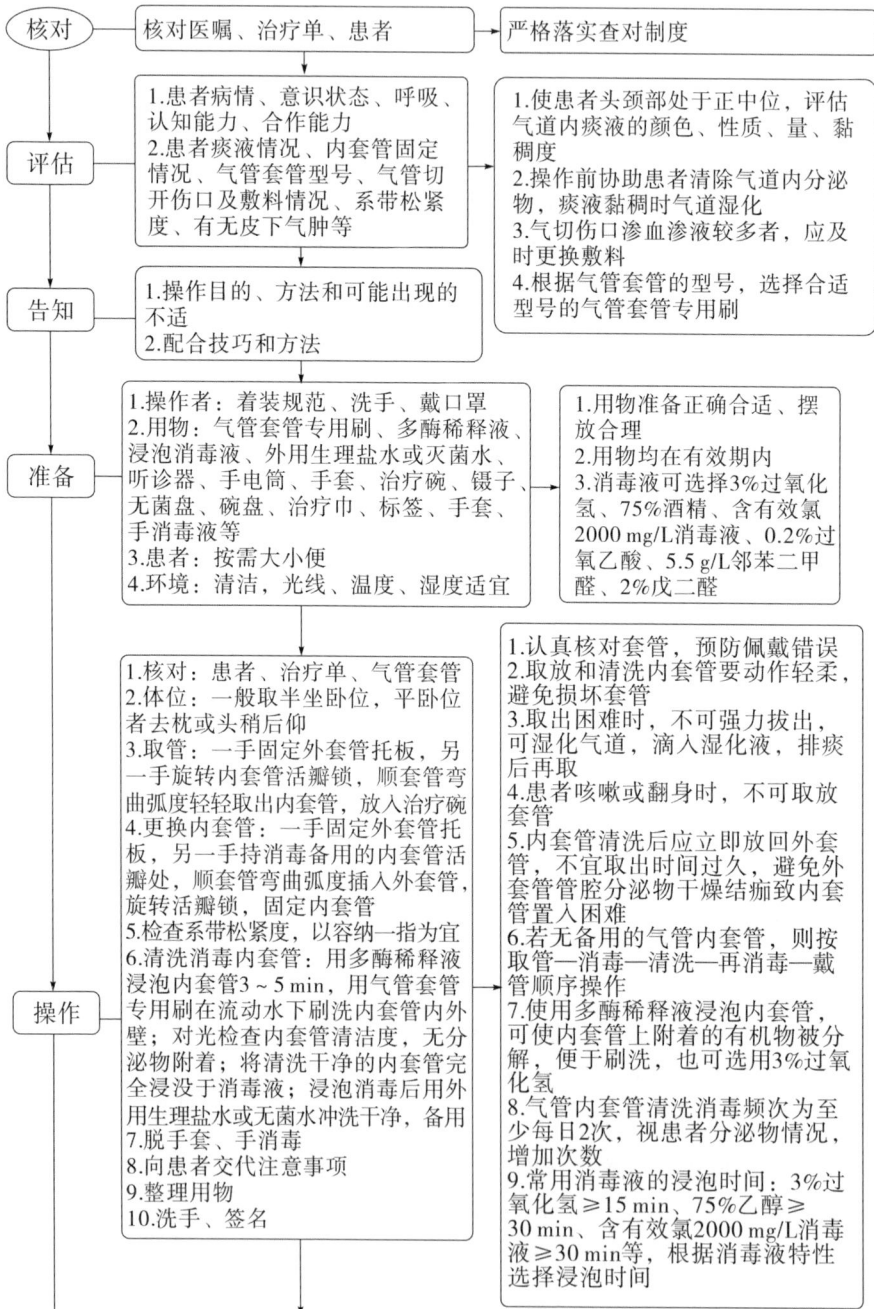

核对 → 核对医嘱、治疗单、患者 → 严格落实查对制度

评估 →
1.患者病情、意识状态、呼吸、认知能力、合作能力
2.患者痰液情况、内套管固定情况、气管套管型号、气管切开伤口及敷料情况、系带松紧度、有无皮下气肿等
→
1.使患者头颈部处于正中位，评估气道内痰液的颜色、性质、量、黏稠度
2.操作前协助患者清除气道内分泌物，痰液黏稠时气道湿化
3.气切伤口渗血渗液较多者，应及时更换敷料
4.根据气管套管的型号，选择合适型号的气管套管专用刷

告知 →
1.操作目的、方法和可能出现的不适
2.配合技巧和方法

准备 →
1.操作者：着装规范、洗手、戴口罩
2.用物：气管套管专用刷、多酶稀释液、浸泡消毒液、外用生理盐水或灭菌水、听诊器、手电筒、手套、治疗碗、镊子、无菌盘、碗盘、治疗巾、标签、手套、手消毒液等
3.患者：按需大小便
4.环境：清洁，光线、温度、湿度适宜
→
1.用物准备正确合适、摆放合理
2.用物均在有效期内
3.消毒液可选择3%过氧化氢、75%酒精、含有效氯2000 mg/L消毒液、0.2%过氧乙酸、5.5 g/L邻苯二甲醛、2%戊二醛

操作 →
1.核对：患者、治疗单、气管套管
2.体位：一般取半坐卧位，平卧位者去枕或头稍后仰
3.取管：一手固定外套管托板，另一手旋转内套管活瓣锁，顺套管弯曲弧度轻轻取出内套管，放入治疗碗
4.更换内套管：一手固定外套管托板，另一手持消毒备用的内套管活瓣锁，顺套管弯曲弧度插入外套管，旋转活瓣锁，固定内套管
5.检查系带松紧度，以容纳一指为宜
6.清洗消毒内套管：用多酶稀释液浸泡内套管3～5 min，用气管套管专用刷在流动水下刷洗内套管内外壁，对光检查内套管清洁度，无分泌物附着；将清洗干净的内套管完全浸没于消毒液；浸泡消毒后用外用生理盐水或无菌水冲洗干净，备用
7.脱手套、手消毒
8.向患者交代注意事项
9.整理用物
10.洗手、签名
→
1.认真核对套管，预防佩戴错误
2.取放和清洗内套管要动作轻柔，避免损坏套管
3.取出困难时，不可强力拔出，可湿化气道，滴入湿化液，排痰后再取
4.患者咳嗽或翻身时，不可取放套管
5.内套管清洗后应立即放回外套管，不宜取出时间过久，避免外套管管腔分泌物干燥结痂致内套管置入困难
6.若无备用的气管内套管，则按取管—消毒—清洗—再消毒—戴管顺序操作
7.使用多酶稀释液浸泡内套管，可使内套管上附着的有机物被分解，便于刷洗，也可选用3%过氧化氢
8.气管内套管清洗消毒频次为至少每日2次，视患者分泌物情况，增加次数
9.常用消毒液的浸泡时间：3%过氧化氢≥15 min、75%乙醇≥30 min、含有效氯2000 mg/L消毒液≥30 min等，根据消毒液特性选择浸泡时间

```
观察
记录
```

观察患者操作中及操作后的不良反应，必要时通知医生，协助处理，并做好记录

若患者出现呼吸困难、判断套管是否堵塞或脱出气管，立即报告医生协助处理

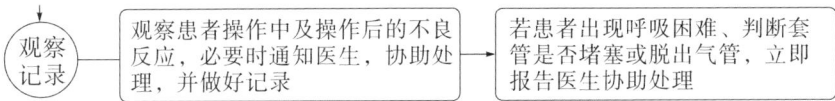

气管内套管清洗消毒法（浸泡法）操作考核评分标准

项目		质量标准	分值
操作前（20分）	操作者仪态（3分）	着装规范，洗手、戴口罩	3
	核对（2分）	医嘱、治疗单、患者	2
	评估和告知（8分）	评估：患者病情、意识状态、呼吸、认知能力、合作能力、痰液情况、内套管固定情况、气管套管型号、气管切开伤口及敷料情况、系带松紧度、有无皮下气肿等	6
		告知：患者的配合方法	2
	用物准备（5分）	用物准备正确，摆放合理，用物在有效期内	5
	环境准备（2分）	清洁，光线适宜，温、湿度适宜	2
操作步骤（60分）	核对（2分）	医嘱、患者、消毒液、冲洗液、气管套管型号	2
	体位（2分）	体位正确、舒适	2
	取管（8分）	戴手套，固定外套管托板有效	2
		旋转内套管活瓣锁方法正确	2
		取管动作轻柔、取管手法方向正确	2
		放入治疗碗预处理	1
		脱手套，手消毒，标识治疗碗	1

（续上表）

项目		质量标准	分值
操作步骤（60分）	更换内套管（12分）	核对患者、治疗单、气管套管型号	1
		更换手套，手持备用内套管，未污染	2
		固定外套管托板有效	2
		旋转活瓣锁正确，内套管固定有效，未松脱	3
		送管方向手法正确，患者无不适	2
		系带松紧度合适	1
		脱手套、手消毒	1
	消毒内套管（23分）	戴手套，流动水下冲洗内套管	2
		刷洗方法正确	5
		对光检查内套管	3
		冲洗气管套管刷	2
		脱手套、手消毒	2
		消毒浸泡时间合适	2
		套管完全浸没	2
		冲洗内套管、无污染、无分泌物残留	5
	健康教育（5分）	交代注意事项	5
	核对（2分）	治疗单、患者、气管套管	2
	整理（6分）	整理床单位，协助患者取舒适体位	2
		正确处理污物，分类处置	2
		洗手，签名、记录	2
评价（20分）	临床思维能力（10分）	用物准备、护理评估能结合病情，健康宣教体现个性化	5
		操作过程能体现临床思维和应变能力	5
	相关知识（5分）	知晓气管套管相关知识、气道护理常见并发症及应急预案	5

（续上表）

项目		质量标准	分值
评价 （20分）	态度、沟通 （3分）	态度认真，关心患者，沟通恰当有效	3
	操作时间 （2分）	≤15 min（不含浸泡时间）	2

第十二节　经气管套管吸痰法

【概述】

经气管套管吸痰是通过吸引器和吸痰管经气管套管清除气道分泌物，以保持呼吸道通畅、防止气管套管堵塞、预防感染的一种方法。

【目标】

一、知识目标

1. 能正确阐述经气管套管吸痰的原理、目的、适应证、禁忌证。

2. 掌握经气管套管吸痰的方法。

二、能力目标

1. 能使用临床思维评估患者病情，根据患者的需要进行吸痰操作。

2. 能及时识别患者在吸痰过程中可能出现的不良情况，并作出正确反应及处理。

3. 能正确执行经气管套管吸痰操作。

三、素质目标

1. 注重人文关怀，动作轻柔，降低患者不适感。

2. 具有防范意识，避免在操作过程出现出血、低氧血症等不良后果。

【评价】

1. 能准确评估者病情，按需吸痰。

2. 沟通技巧良好，动作轻柔、连贯，程序清晰、规范。

3. 对患者宣教效果良好。

【步骤及要点说明】

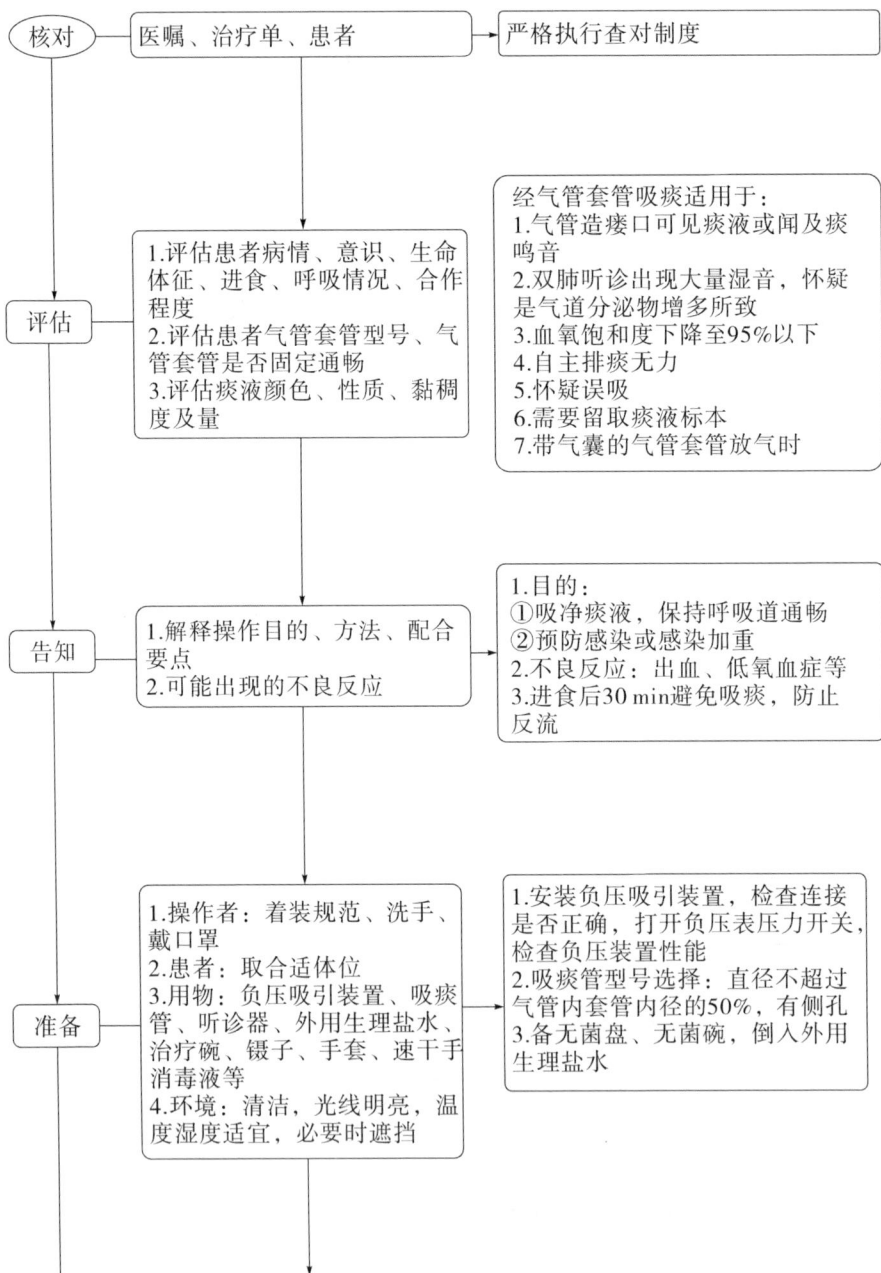

核对 → 医嘱、治疗单、患者 → 严格执行查对制度

评估 →
1.评估患者病情、意识、生命体征、进食、呼吸情况、合作程度
2.评估患者气管套管型号、气管套管是否固定通畅
3.评估痰液颜色、性质、黏稠度及量
→
经气管套管吸痰适用于：
1.气管造瘘口可见痰液或闻及痰鸣音
2.双肺听诊出现大量湿音，怀疑是气道分泌物增多所致
3.血氧饱和度下降至95％以下
4.自主排痰无力
5.怀疑误吸
6.需要留取痰液标本
7.带气囊的气管套管放气时

告知 →
1.解释操作目的、方法、配合要点
2.可能出现的不良反应
→
1.目的：
①吸净痰液，保持呼吸道通畅
②预防感染或感染加重
2.不良反应：出血、低氧血症等
3.进食后30 min避免吸痰，防止反流

准备 →
1.操作者：着装规范、洗手、戴口罩
2.患者：取合适体位
3.用物：负压吸引装置、吸痰管、听诊器、外用生理盐水、治疗碗、镊子、手套、速干手消毒液等
4.环境：清洁，光线明亮，温度湿度适宜，必要时遮挡
→
1.安装负压吸引装置，检查连接是否正确，打开负压表压力开关，检查负压装置性能
2.吸痰管型号选择：直径不超过气管内套管内径的50％，有侧孔
3.备无菌盘、无菌碗，倒入外用生理盐水

操作

1. 核对患者治疗单，戴手套
2. 给氧：高流量吸氧1~3 min，监测血氧
3. 体位：坐位或半坐卧位，危重患者取平卧位
4. 连接负压装置：①连接吸痰管与负压吸引管。②打开吸引器，调节适宜的负压
5. 湿化气道：向患者气管套管内滴入适量湿化液
6. 插管：一手持吸痰管末端与吸引管连接处，另一手持镊子夹住吸痰管头端，沿着套管壁弧度无负压插入套管内，直至遇到阻力后退1 cm开始吸引
7. 吸痰：用手指盖住吸痰管的压力调节孔形成负压，由深到浅，左右旋转上提，一边吸引，一边向外退出。吸毕，抽吸外用生理盐水冲洗吸痰管和连接管
8. 吸痰后给予高流量吸氧2 min
9. 抽吸生理盐水冲洗吸痰管和连接管
10. 关闭负压表，拆分吸痰管，脱手套包裹弃去
11. 操作后核对，再次评估患者情况
12. 恢复舒适体位、处理用物、洗手

→

1. 给予高流量吸氧预防低氧血症
2. 负压调节：
成人40.0~53.3 kPa(300~400 mmHg)；
小儿33~40 kPa(250~300 mmHg)
3. 确认负压适宜，防止因压力过小导致吸不出痰液或因压力太大导致气道黏膜损伤
4. 注意在无负压状态下送入吸痰管
5. 插管深度：气管套管10~20 cm，遇到阻力向外退出1 cm吸引
6. 每次吸痰时间不超过15 sec，间隔3~5 min
7. 痰液黏稠者，可行气道湿化、雾化或拍背3~5 min后吸痰
8. 肺部听诊：痰鸣音或湿啰音有无减少或消失

观察记录

1. 观察患者操作中和操作后的不良反应，血氧和呼吸是否改善、面色、生命体征变化等
2. 观察和记录痰液的量、性状、颜色等

→

如患者出现心动过缓、血氧饱和度下降等应停止操作，给予高流量吸氧，及时报告医生进行处理

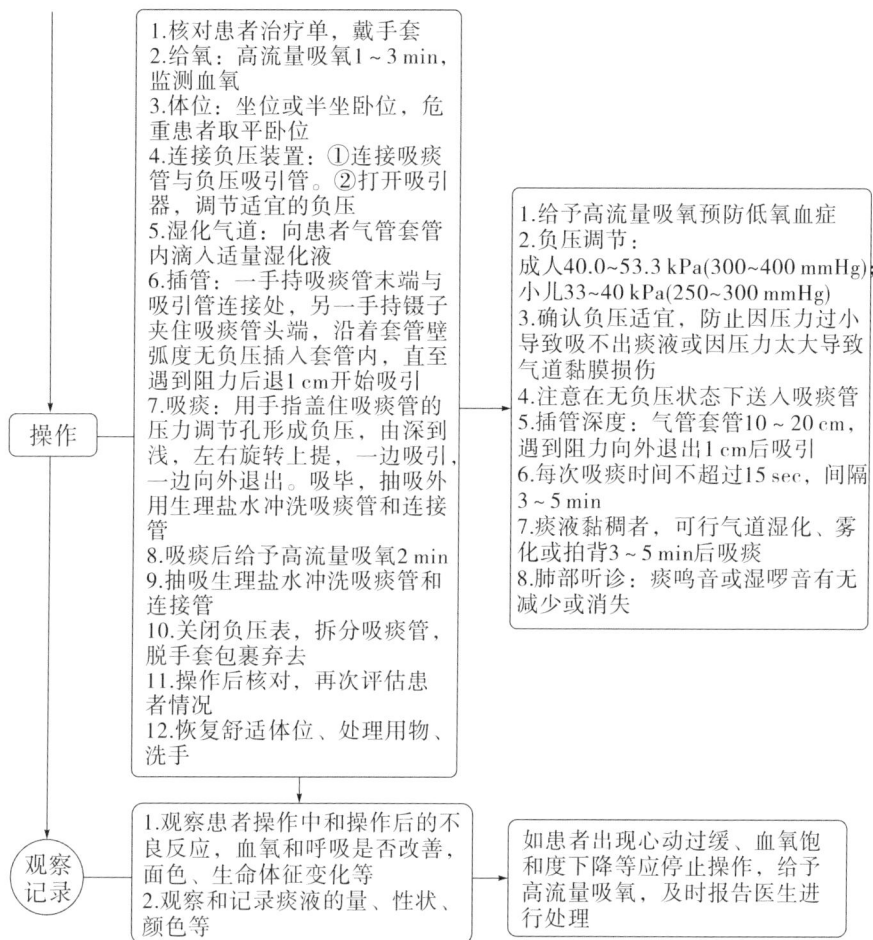

经气管套管吸痰法操作考核评分标准

项目		质量标准	分值
操作前 (20分)	操作者仪态 (2分)	着装规范	1
		洗手、戴口罩	1
	核对 (2分)	医嘱、治疗单、患者	2

（续上表）

项目		质量标准	分值
操作前 （20分）	评估和告知 （10分）	评估：患者病情、意识、生命体征、合作程度、呼吸情况、痰液颜色、性质、黏稠度及量，气管套管型号、气道是否通畅，气管套管是否固定	6
		肺部听诊方法正确	2
		告知：操作目的、方法、配合要点，可能出现的不良反应	2
	用物准备 （4分）	用物准备正确，摆放合理	2
		用物均在有效期内	2
	环境准备 （2分）	清洁，光线明亮，温湿度适宜、必要时遮挡	2
操作步骤 （60分）	安装负压装置（4分）	正确连接负压吸引装置	2
		调节负压，检查吸引器性能	2
	核对 （2分）	医嘱、患者	2
	体位 （2分）	协助取合适体位	2
	给氧、湿化 （6分）	吸痰前吸氧	2
		氧流量和给氧时间正确	2
		湿化气道	2
	操作 （33分）	正确连接吸痰管	2
		插吸痰管时不带负压	3
		吸痰管插入深度适宜	3
		吸痰过程中压力正确	3
		上提手法正确	4
		吸痰时间合适	3
		冲管干净	3

（续上表）

项目		质量标准	分值
操作步骤（60分）	操作（33分）	吸痰后再次给予氧气	2
		复听肺部听诊正确	4
		观察不良反应	4
		吸痰管和手套处置正确	2
	核对（2分）	治疗单、患者	2
	健康教育（5分）	交代注意事项	5
	整理（6分）	整理床单位，协助患者取舒适体位	2
		整理用物，污物分类处置	2
		洗手、签名、记录	2
评价（20分）	临床思维能力（10分）	护理评估结合病情，健康教育体现个性化	5
		操作过程体现临床思维和应变能力	5
	相关知识（5分）	知晓经气管套管吸痰相关知识	5
	态度、沟通（3分）	态度认真，关心患者，注重患者的舒适与安全	3
	操作时间（2分）	≤8 min	2

（编写者：牛筱婷　陈楚玲　王晓利　杨　蕾　冯　雷　曹丽娜　梁结萍）

参考文献

[1] 杨培增, 范先群. 眼科学 [M]. 9 版. 北京: 人民卫生出版社, 2018.

[2] 席淑新, 肖惠明. 眼耳鼻咽喉科护理学 [M]. 5 版. 北京: 人民卫生出版社, 2021.

[3] 张欣, 张罗. 耳鼻咽喉头颈外科学 [M]. 10 版. 北京: 人民卫生出版社, 2024.

[4] 肖惠明. 临床眼科护理技术操作规程 [M]. 北京: 人民卫生出版社, 2018.

[5] 中华耳鼻咽喉头颈外科杂志编辑委员会鼻科组, 中华医学会耳鼻咽喉头颈外科学分会鼻科学组. 中国慢性鼻窦炎诊断和治疗指南 (2018) [J]. 中华耳鼻咽喉头颈外科杂志, 2019, 54 (2).

[6] 成守珍, 胡丽茎. 耳鼻咽喉头颈外科急症高级护理实践 [M]. 北京: 人民卫生出版社, 2020.

[7] 韩杰, 席淑新. 耳鼻咽喉头颈外科护理与操作指南 [M]. 北京: 人民卫生出版社, 2019.

[8] 王晓利, 张莉琼. 外耳道冲洗3243 例循证护理 [J]. 齐鲁护理杂志, 2014 (8). DOI: 10. 3969/j. issn. 1006 - 7256. 2014. 08. 052.

[9] 陈金霞, 张庆翔, 李光飞, 等. 注射用甲泼尼龙琥珀酸钠耳后注射治疗突发性聋 [J]. 中国耳鼻咽喉头颈外科, 2014, 21 (12).

[10] 高兴, 底瑞青, 叶琳, 金子琛. 慢性鼻窦炎患者鼻腔冲洗护理实践最佳证据总结 [J]. 护理学杂志, 2023, 38 (11). DOI: 10. 3870/j. issn. 1001 - 4152. 2023. 11. 027.

[11] 广东省护理学会. 外耳道冲洗技术规范 [S]. 广东省护理学会

团体标准. T/GDNAS 005 – 2022.（2022 – 11 – 28）［2023 – 01 – 01］.

［12］中华护理学会. 鼻腔冲洗护理技术［S］. 中华护理学会团体标准. T/CNAS 31 – 2023.（2023 – 01 – 31）［2023 – 05 – 01］.

［13］中华护理学会. 气成人雾化吸入护理［S］. 中华护理学会团体标准. T/CNAS 24 – 2023.（2023 – 01 – 31）［2023 – 05 – 01］.

［14］中华护理学会. 气管切开非机械通气患者气道护理［S］. 中华护理学会团体标准. T/CNAS. 03 – 2019.（2020 – 01 – 03）［2020 – 3 – 15］.

［15］中国医药教育协会眼科委员会，解放军医学科学技术委员会眼科学分会，中国老年医学学会眼科分会. 中国眼科日间手术管理专家共识（2021 年）［J］. 中华眼科杂志，2021，57（6）.